恶性肺脏疾病和肺脏少见病
快速现场评价组学图谱

主　编　冯　靖　靳　芳　植丽佳

副主编　刘　丹

科学技术文献出版社
SCIENTIFIC AND TECHNICAL DOCUMENTATION PRESS

·北京·

图书在版编目（CIP）数据

恶性肺脏疾病和肺脏少见病快速现场评价组学图谱 / 冯靖，靳芳，植丽佳主编. -- 北京：科学技术文献出版社，2024. 7. -- ISBN 978-7-5235-1470-2

Ⅰ. R563.04-64

中国国家版本馆 CIP 数据核字第 2024VD1263 号

恶性肺脏疾病和肺脏少见病快速现场评价组学图谱

策划编辑：帅莎莎　　　责任编辑：帅莎莎　　　责任校对：张永霞　　　责任出版：张志平

出　版　者	科学技术文献出版社
地　　　址	北京市复兴路15号　邮编 100038
编　务　部	（010）58882938，58882087（传真）
发　行　部	（010）58882868，58882870（传真）
邮　购　部	（010）58882873
官 方 网 址	www.stdp.com.cn
发　行　者	科学技术文献出版社发行　全国各地新华书店经销
印　刷　者	北京地大彩印有限公司
版　　　次	2024 年 7 月第 1 版　2024 年 7 月第 1 次印刷
开　　　本	787×1092　1/12
字　　　数	353千
印　　　张	18.5
书　　　号	ISBN 978-7-5235-1470-2
定　　　价	198.00元

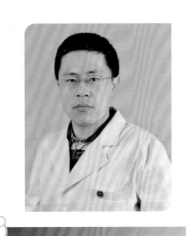

冯　靖

　　主任医师、教授、博士研究生导师，天津医科大学总医院副院长、天津医科大学总医院呼吸与危重症医学科科室主任、呼吸科博士后工作站负责人，兼任天津医科大学总医院空港医院呼吸与危重症医学科科室主任。主持国家自然科学基金6项，以第一作者或通讯作者在*NEJM*、*Brain*、*Behavioral Sciences*、*Immunity*等杂志发表SCI收录论文70余篇。

　　构建了介入肺脏病快速现场评价学的理论和技术体系，是业内公认的现代快速现场评价学的奠基人和积极倡导者。主持编写了《诊断性介入肺脏病学快速现场评价临床实施指南》和《依据〈诊断性介入肺脏病学快速现场评价临床实施指南〉的报告模板》。同时，通过发表《基于快速现场评价的诊断性介入肺脏病学标准取材技术》《基于快速现场评价的常规经支气管针吸活检技术》等文章规范了快速现场评价相关的介入肺脏病取材技术。在施普林格出版集团出版并全球发行ROSE专著

4部：*Rapid On-Site Evaluation (ROSE) in Diagnostic Interventional Pulmonology-Volume 1: Infectious Diseases*、*Rapid On-Site Evaluation (ROSE) in Diagnostic Interventional Pulmonology-Volume 2: Interstitial Lung Diseases*、*Rapid On-Site Evaluation (ROSE) in Diagnostic Interventional Pulmonology-Volume 3: Neoplastic Diseases*、*Rapid On-Site Evaluation (ROSE) in Diagnostic Interventional Pulmonology-Volume 4: Metagenomic Sequencing Application in Difficult Cases of Infectious Diseases*。将胸部影像学、宏基因组第二代测序和介入呼吸病快速现场评价结合起来，以探究肺部疑难与危重感染，发表了相关方面SCI收录论文17篇。

　　研发了介入肺脏病快速现场评价学的多种专用耗材和多项延伸应用技术。专用耗材包括一种鳄齿型活体取样钳（EBUS TBNB涂层带鞘短基座专用活检钳）、一种一次性使用细胞刷（超细针刷）、防污染细胞刷、一次性使用内窥镜活体取样针等，这些耗材均具有国家新型实用专利。基于快速现场评价学，术者可以现场将诊断和治疗同步起来，由此可以开展多项快速现场评价延伸应用技术。参与撰写的这些技术相关的文章相继发表，包括《经支气管镜喷注药物治疗肺移植与造血干细胞移植受者肺部霉菌病专家共识》《气管内超声引导建隧活检术及规范操作要点》《导向注药套管经鼻悬吊留置伴或不伴锚定治疗肺部霉菌病的操作流程》《气管内超声引导纵隔肿瘤激光多点消融操作流程》等。这些技术极大地丰富了快速现场评价学的内涵。

主编简介

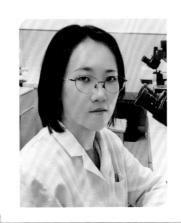

靳 芳

　　天津医科大学总医院呼吸内科病理医师。2017年毕业于天津医科大学，获得医学硕士学位（病理学方向），同年入职天津医科大学总医院呼吸与危重症医学科，长期从事肺脏病介入诊疗快速现场评估工作和教学任务。作为副主编参与编写介入肺脏病快速现场评价学的理论专著1部。

主编简介

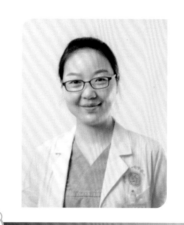

植丽佳

医学硕士（呼吸危重症方向），成都中医药大学附属医院重症医学科主治医师，医疗组长。四川省中医药学会重症医学专业委员会委员兼秘书，世界呼吸内镜协会会员。先后于重庆医科大学附属医院、应急总医院、天津医科大学总医院及上海胸科医院进修学习重症呼吸介入诊断治疗技术。

长期从事呼吸系统疾病及急危重症临床一线工作，熟练掌握肺部影像（含肺结节）的判读、支气管镜介入技术及重症相关临床技能。在重症肺炎、间质性肺疾病、肺栓塞、呼吸衰竭、疑难危重症的多系统感染、急性心力衰竭、急性肾损伤、各种类型休克及多器官功能障碍综合征等疾病诊治上有着丰富的临床经验。

前　言

在诊断性介入肺脏病学操作中，快速现场评价（rapid on site evaluation，ROSE）是一项伴随取材过程的实时快速细胞学判读技术。多数情况下，ROSE是作为组学出现的。ROSE组学分析基于其完整性，而多个细胞（即细胞群）之间的空间构成关系是细胞组学的重要部分。作为立体组织的二维细胞学平铺，借助"定位细胞"，ROSE能部分还原靶部位活检标本或针吸标本的细胞群三维构成。ROSE判读所得的细胞形态、背景及细胞群三维构象即ROSE的细胞组学。全书共四章：第一章简述了肺部实体恶性肿瘤的ROSE细胞学特点；第二章介绍了肺部实体恶性肿瘤的ROSE细胞组学分型要点；第三章介绍了其他一些可累及肺脏的恶性肿瘤ROSE细胞组学特点；第四章为肺脏少见病的ROSE组学特征。各章节所对应的彩色图片丰富且清晰，图片均来自天津医科大学总医院呼吸与危重症医学科细胞学室的ROSE细胞学图库。未标注放大倍数和染色方法的图片均为1000倍、迪夫快速染色法。本书内容全面且丰富，可供从事肺脏疾病介入诊疗快速现场评价的临床医师、病理医师及检验师阅读参考。

目　录

第一章

肺部实体恶性肿瘤的 ROSE 细胞学特点

第一节　细胞及其成分径线增加

①恶性细胞体积常显著增大或大小不等：较大恶性细胞的直径往往是较小恶性细胞的2倍以上；②细胞核大，核质比（N/C）增加（原因是细胞核成分增殖较细胞质快）：一般认为N/C<1/3相对正常，>1/2则提示恶性可能；③核仁增大或大小不等：核仁长径/核长径（n/N）>0.25则提示恶性可能，可有多个核仁。

第二节　细胞及其成分成角度

①恶性细胞整体成角度，呈多边形、多角形及各种不规则形；②细胞核成角度，呈不规则圆形、肾形、芽状、结节状及各种不规则形，甚至突出于细胞质；③核仁成角度，奇形怪状且边缘不规则。

第三节　细胞及其成分浓染

①恶性细胞整体染色较深且细胞质不均匀浓染；②细胞核染色质浓集不均匀并深染；③核仁不均匀浓染。

第四节　细胞成分增多

①可双核甚至多核；②核仁数目多，3～4个及以上；③可有多倍体、异倍体。

第五节　细胞核膜厚而浆膜相对菲薄

①核膜增厚或核轮廓不清、退化、裸核；②细胞膜相对菲薄，外缘不清，形状不规则。

第六节　细胞及其成分拥挤层叠

①恶性细胞相互拥挤，常趋于相互重叠，边界不清；②细胞核数目增多，相互拥挤；③核仁增多，排列紊乱，相互融合拥挤；④染色质向细胞核周边浓集。

第七节　细胞及其成分排列紊乱

①恶性细胞可排列成乳头状、腺泡状、桑葚状等，甚至形成三维结构或恶性细胞"自吞噬"；②细胞核畸形，大小不等，排列紊乱；③核仁排列紊乱，相互融合拥挤；④可有病理核分裂；⑤染色体排列紊乱，失极性，可呈碎片样。

第八节　细胞背景分析

①背景可见红细胞、炎症细胞及大量坏死细胞残影，成为"肿瘤素质或阳性背景"；②若伴感染，可见中性粒细胞浸润。

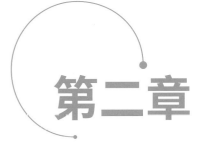

第二章

肺部实体恶性肿瘤的
ROSE 细胞组学分型要点

第一节 腺癌

　　分化较高时：①癌细胞大小较一致，呈圆形或立方形；②细胞核大，细胞质丰富、有空泡，呈"高分泌样"甚或"印戒样"；③呈贴壁样、腺泡样、乳头样排列；④染色质呈粗颗粒状；⑤核仁大而清楚，可见多个（图2-1～图2-10）。

　　分化较低时：①癌细胞大小不一，单个散在或成团，结构性脱落，界限不清；②细胞核可偏于边缘，边缘隆起；③也有细胞核大者，呈圆形、不规则形；④染色质浓集不均，细胞质少而嗜碱，可有透明空泡（图2-11～图2-17）。

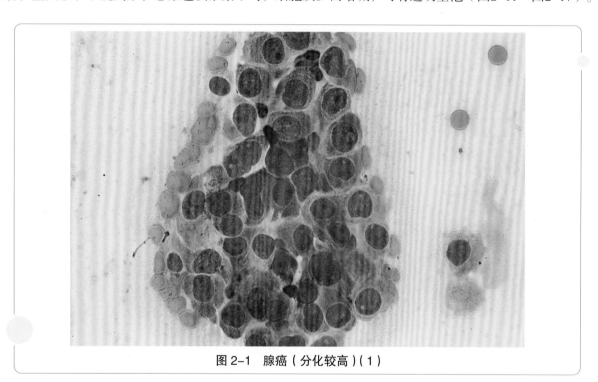

图 2-1 腺癌（分化较高）（1）

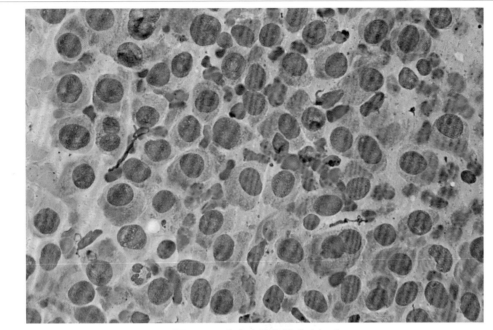

图 2-2　腺癌（分化较高）（2）

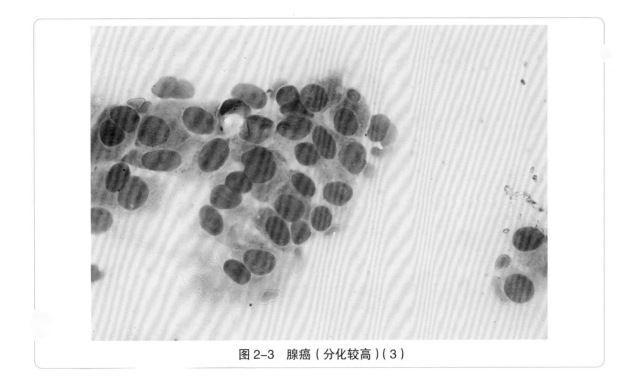

图 2-3　腺癌（分化较高）（3）

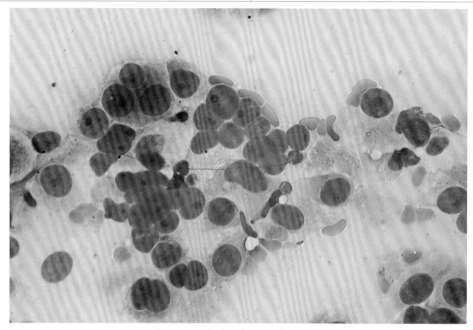

图 2-4　腺癌（分化较高）（4）

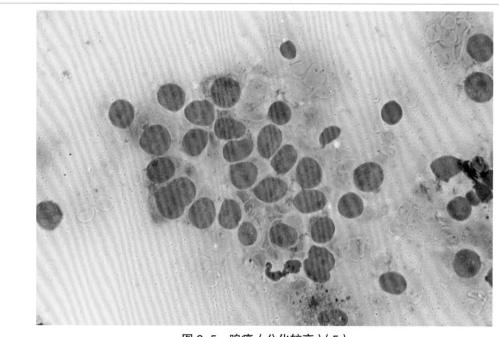

图 2-5　腺癌（分化较高）（5）

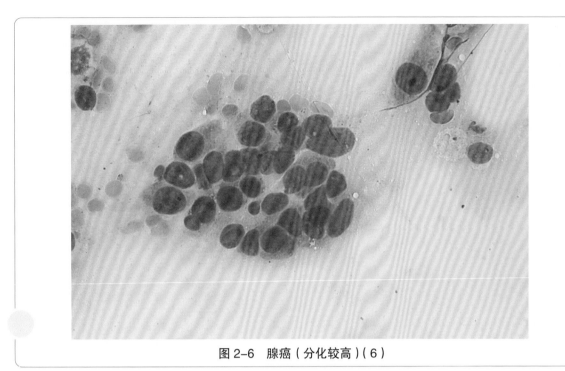

图 2-6　腺癌（分化较高）（6）

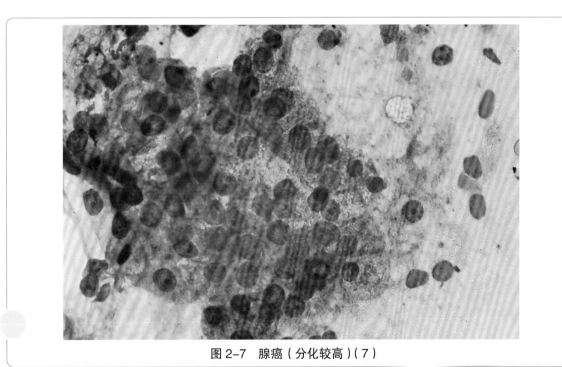

图 2-7　腺癌（分化较高）（7）

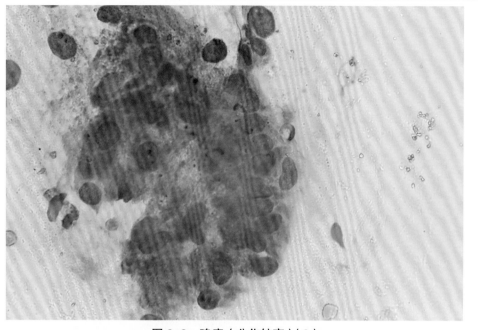

图 2-8　腺癌（分化较高）（8）

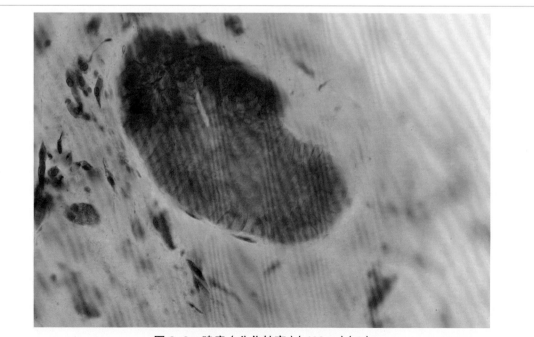

图 2-9　腺癌（分化较高）（400×）（1）

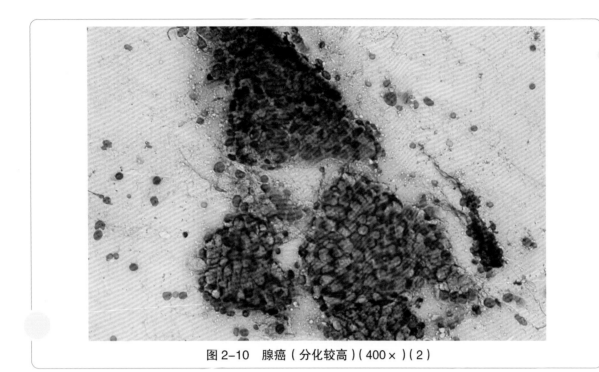

图 2-10　腺癌（分化较高）（400×）（2）

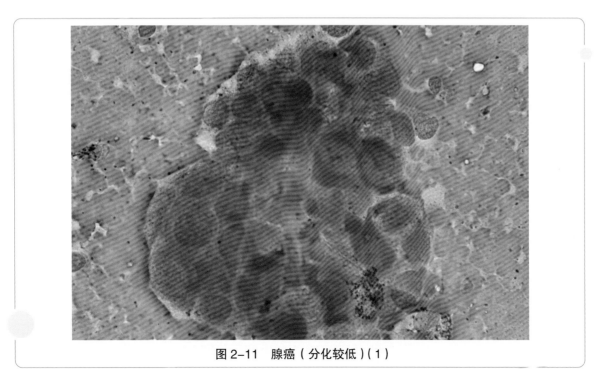

图 2-11　腺癌（分化较低）（1）

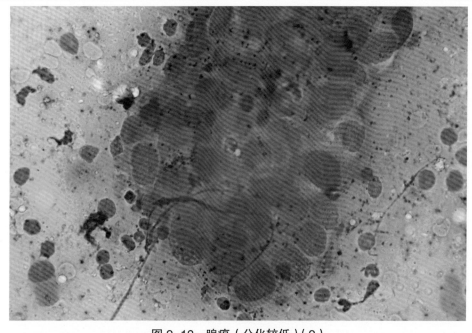

图 2-12 腺癌（分化较低）（2）

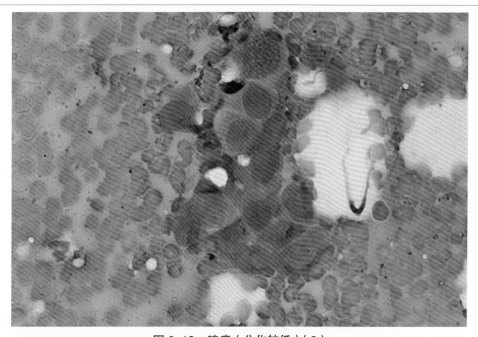

图 2-13 腺癌（分化较低）（3）

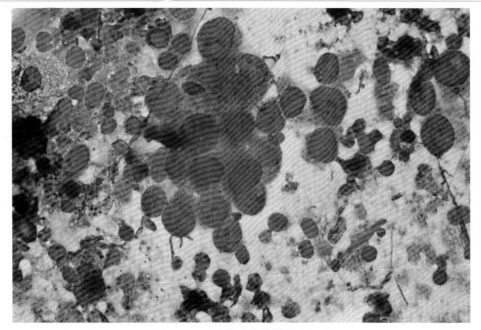

图 2-14　腺癌（分化较低）（4）

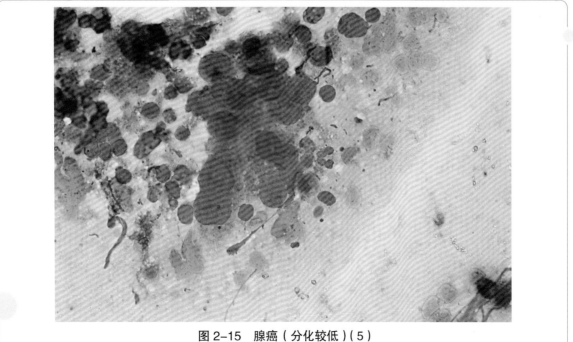

图 2-15　腺癌（分化较低）（5）

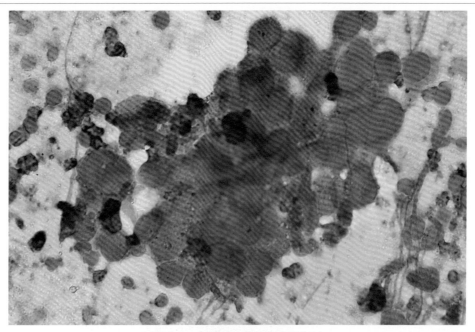

图 2-16　腺癌（分化较低）（6）

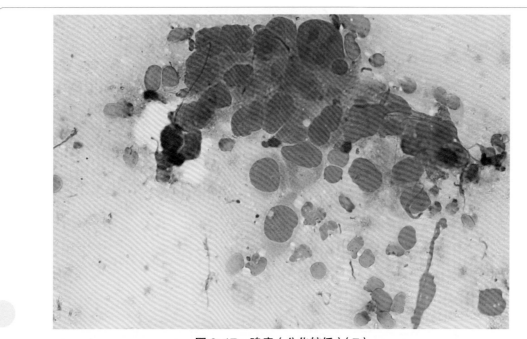

图 2-17　腺癌（分化较低）（7）

第二节 鳞癌

分化较高时：①癌细胞呈不规则形，"不圆、多角、梭形"，畸形明显，边缘相对清楚；②细胞质呈"角化"的"均匀石膏样"，红染为主，部分"少浆"甚至"裸核"；③细胞核染色质浓集深染，核大小不规则、成角度、畸形明显；④"阳性背景"明显（图2-18～图2-23）。

分化较低时：①癌细胞生长活跃，角化不显著；②形状相对规则，类圆形，可成团分布；③细胞核大而畸形，染色质呈粗网状，分布不均匀，核仁明显；④细胞质少而偏嗜碱性，边缘不清（图2-24～图2-30）。

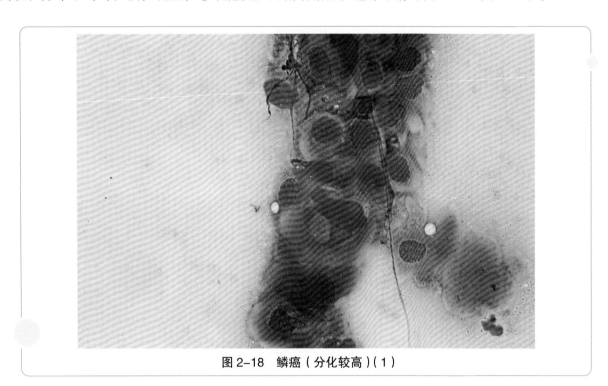

图 2-18 鳞癌（分化较高）（1）

15

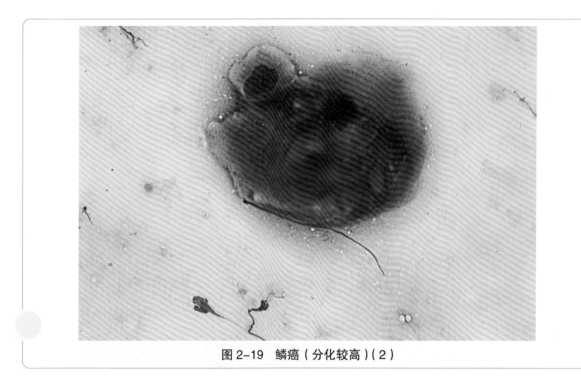

图 2-19　鳞癌（分化较高）（2）

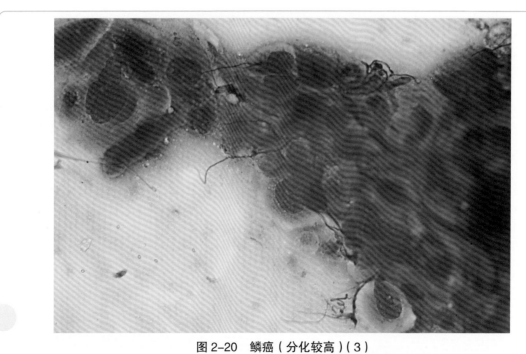

图 2-20　鳞癌（分化较高）（3）

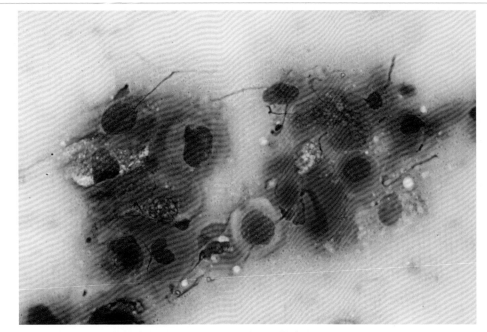

图 2-21　鳞癌（分化较高）（4）

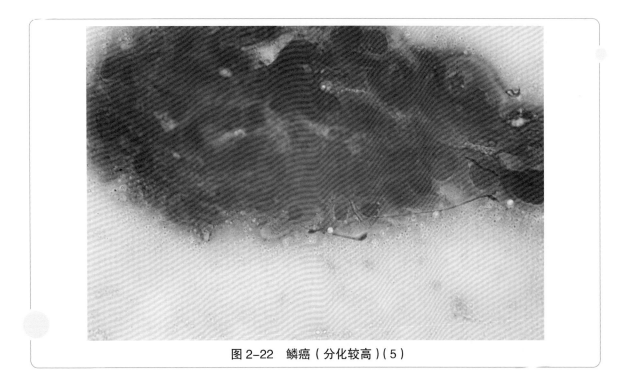

图 2-22　鳞癌（分化较高）（5）

第二章 肺部实体恶性肿瘤的 ROSE 细胞组学分型要点

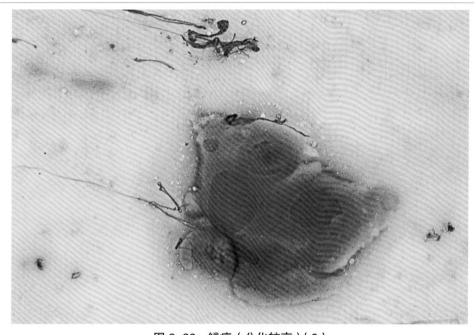

图 2-23 鳞癌（分化较高）（6）

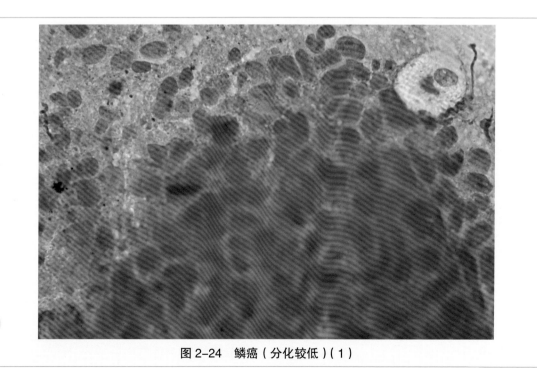

图 2-24 鳞癌（分化较低）（1）

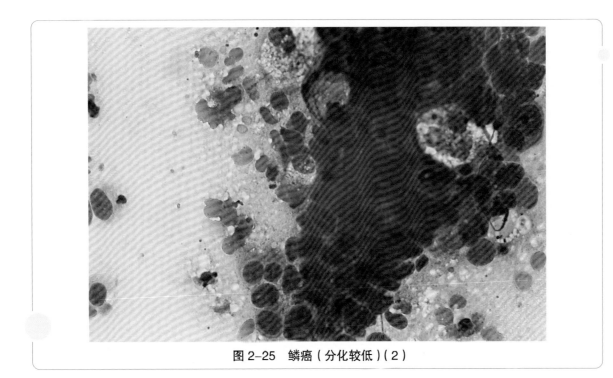

图 2-25 鳞癌（分化较低）（2）

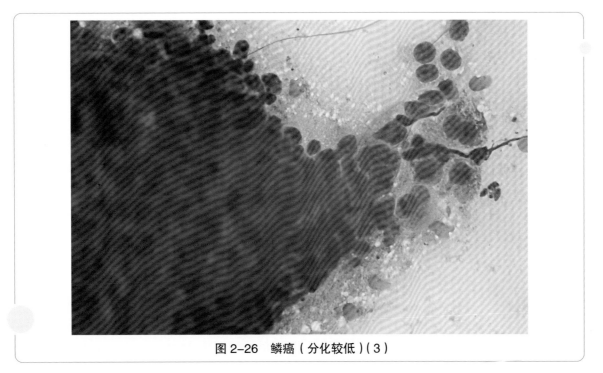

图 2-26 鳞癌（分化较低）（3）

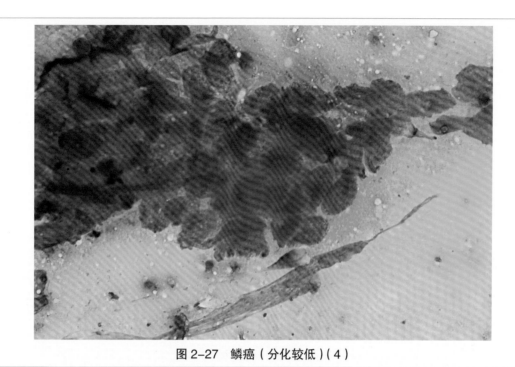

图 2-27　鳞癌（分化较低）（4）

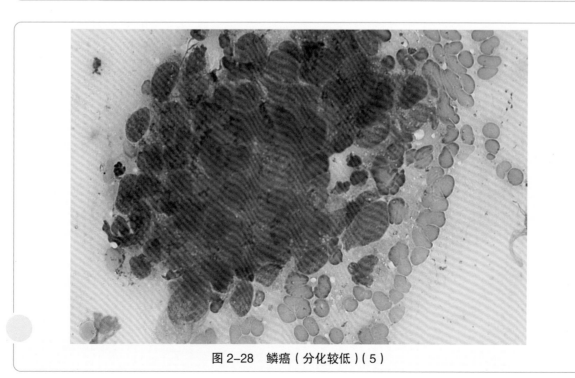

图 2-28　鳞癌（分化较低）（5）

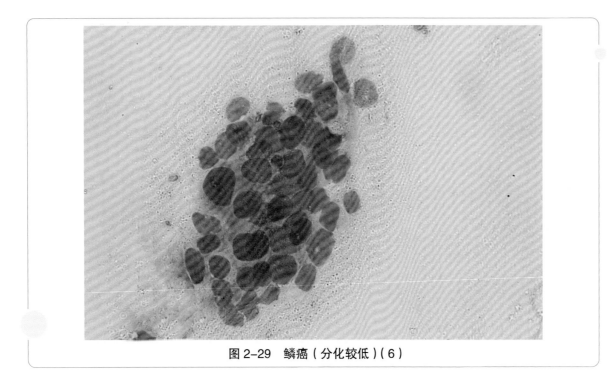

图 2-29　鳞癌（分化较低）（6）

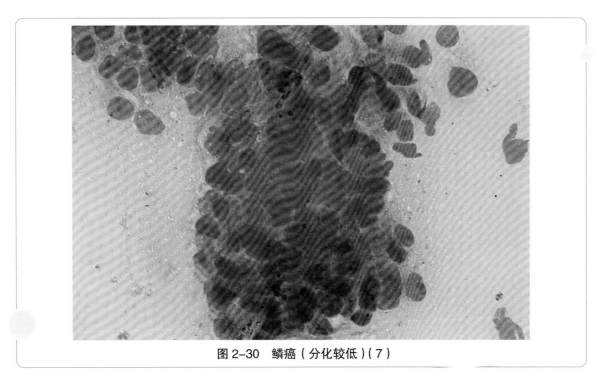

图 2-30　鳞癌（分化较低）（7）

第三节 小细胞癌

  癌细胞相对较小，"无（细胞）质、无（核）仁、鬼脸、镶嵌"，即细胞质少或裸核无质（高核质比），核仁模糊不清或缺如，核染色质呈颗粒块状、不均匀"鬼脸"样分布，癌细胞可呈队列或镶嵌样排列（呈"脊椎骨样"），并常密集成团。常见坏死、核丝（图2-31～图2-39）。

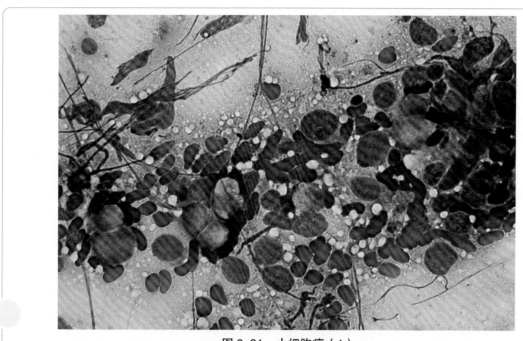

图 2-31　小细胞癌（1）

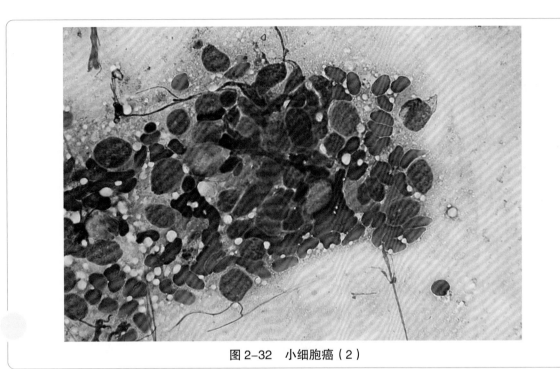

图 2-32　小细胞癌（2）

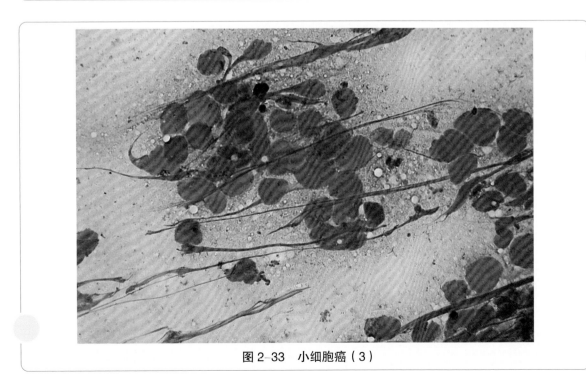

图 2-33　小细胞癌（3）

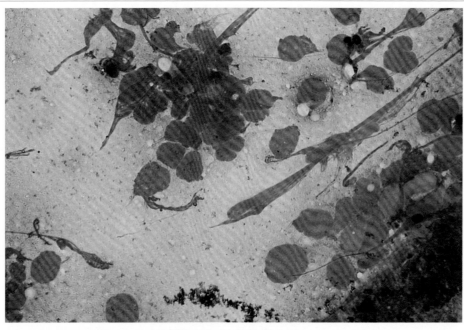

图 2-34　小细胞癌（4）

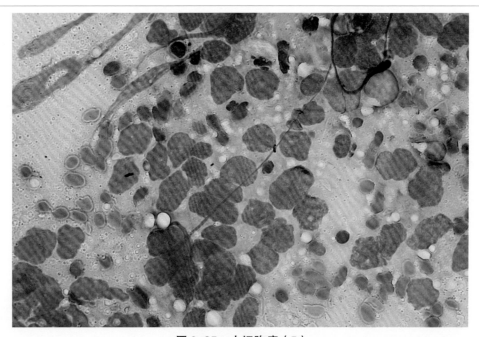

图 2-35　小细胞癌（5）

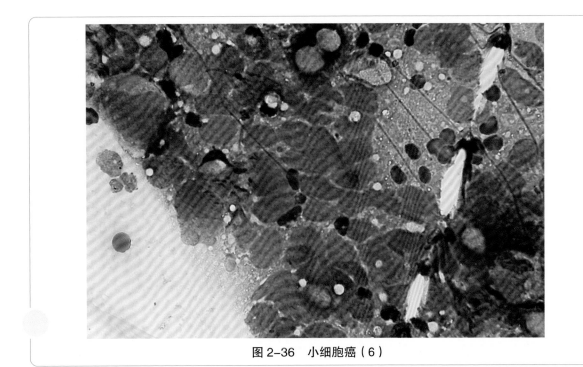

图 2-36　小细胞癌（6）

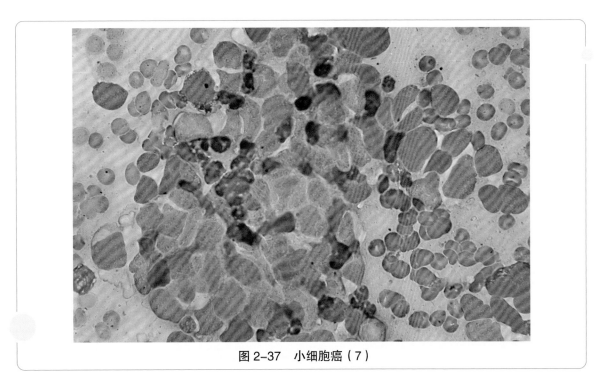

图 2-37　小细胞癌（7）

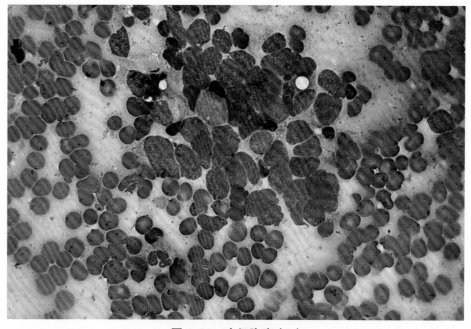
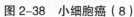

图 2-38　小细胞癌（8）

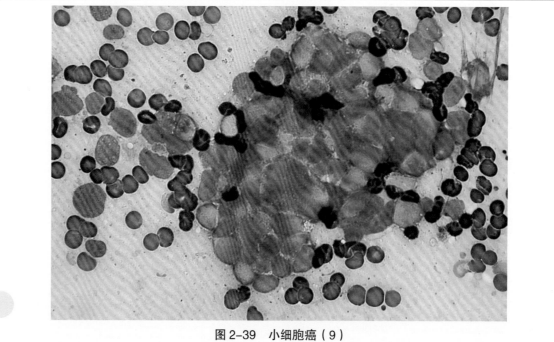

图 2-39　小细胞癌（9）

第四节　大细胞神经内分泌癌

　　"（细胞）个大、（细胞）核大、（核）仁大、（细胞）质少、镶嵌，即三大一少伴镶嵌"，癌细胞体积大，细胞核大，核染色质丰富，呈粗颗粒状，核仁大，病理性核分裂常见；排列呈镶嵌样，细胞质少或中等量，可偏嗜碱性；细胞成团，坏死常见（图2-40～图2-51）。

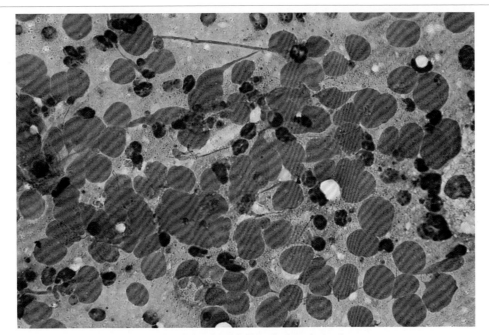

图 2-40　大细胞神经内分泌癌（1）

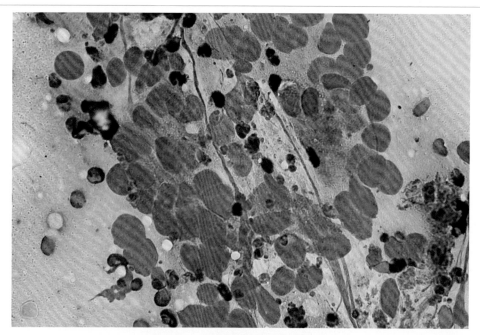

图 2-41　大细胞神经内分泌癌（2）

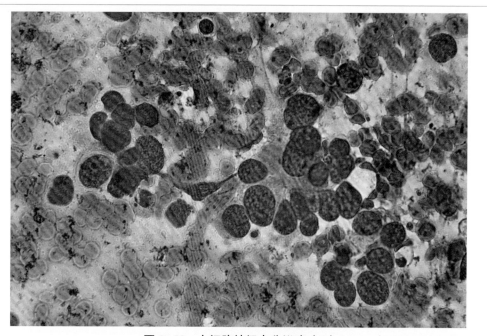

图 2-42　大细胞神经内分泌癌（3）

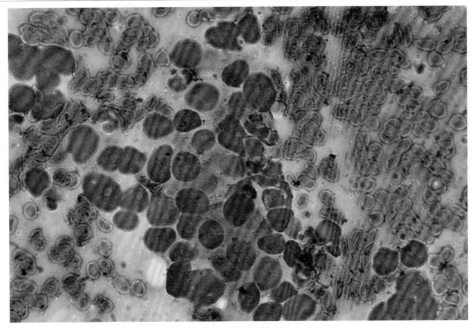

图 2-43　大细胞神经内分泌癌（4）

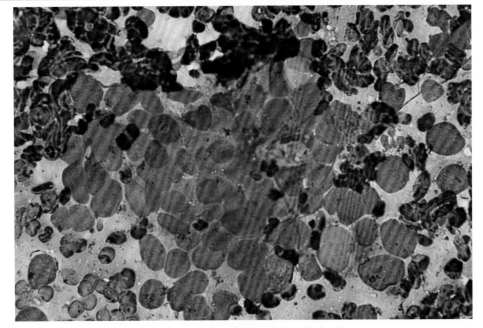

图 2-44　大细胞神经内分泌癌（5）

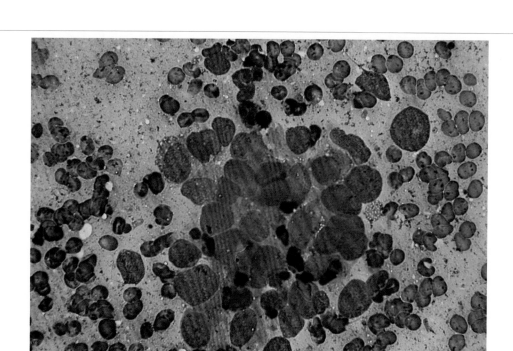

图 2-45　大细胞神经内分泌癌（6）

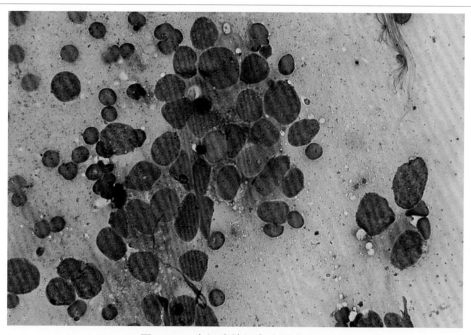

图 2-46　大细胞神经内分泌癌（7）

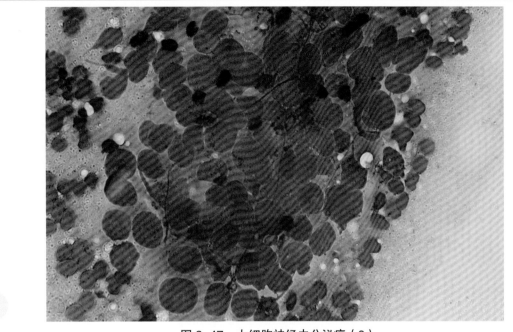

图 2-47　大细胞神经内分泌癌（8）

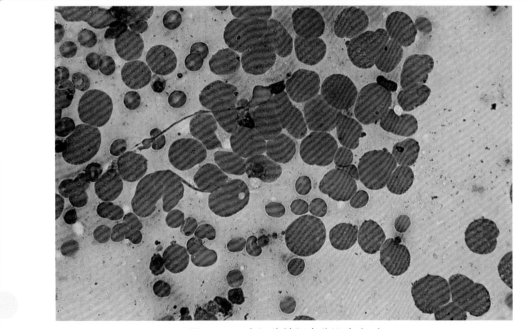

图 2-48　大细胞神经内分泌癌（9）

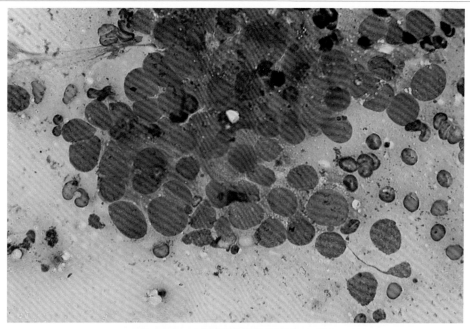

图 2-49 大细胞神经内分泌癌（10）

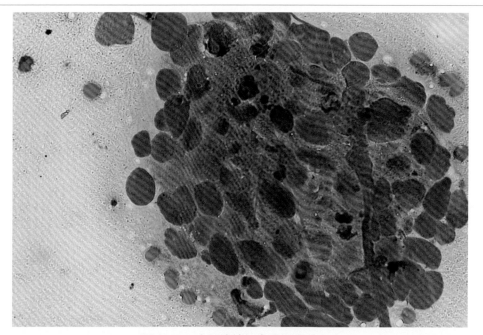

图 2-50 大细胞神经内分泌癌（11）

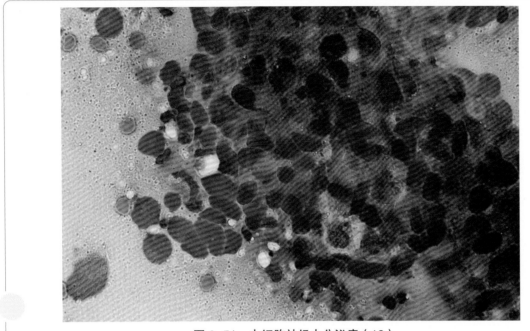

图 2-51　大细胞神经内分泌癌（12）

第五节　典型类癌

　　癌细胞中等大小，呈圆形或卵圆形，大小较一致，异型性较小，核染色质呈细颗粒状，分布均匀，核仁不明显，核分裂象不见或少见，细胞质少至中等量（图2-52～图2-66）。

33

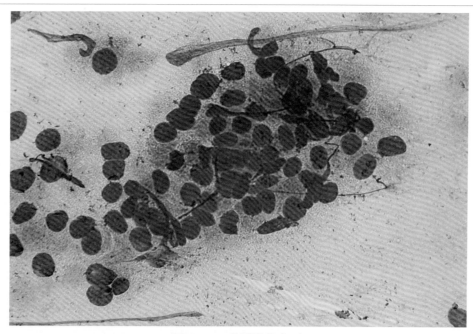

图 2-52 典型类癌（1）

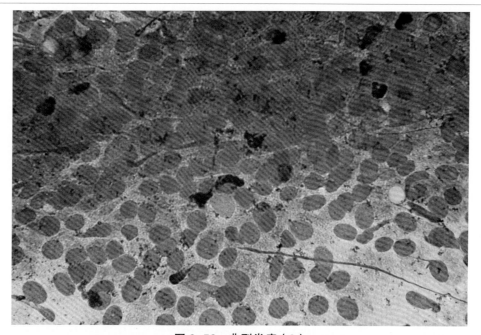

图 2-53 典型类癌（2）

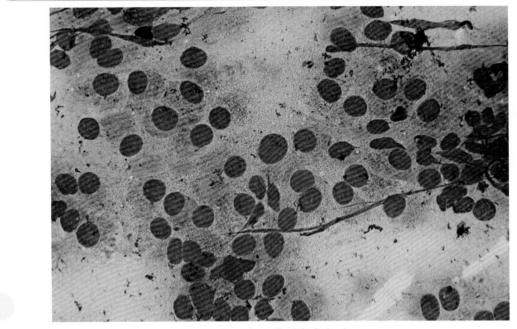

图 2-54　典型类癌（3）

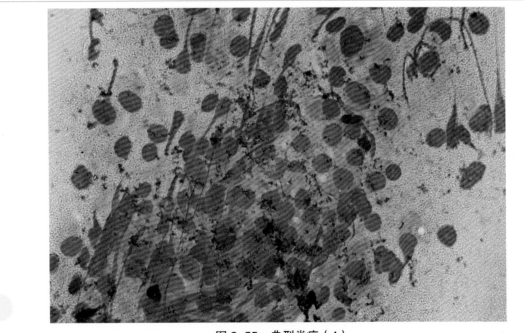

图 2-55　典型类癌（4）

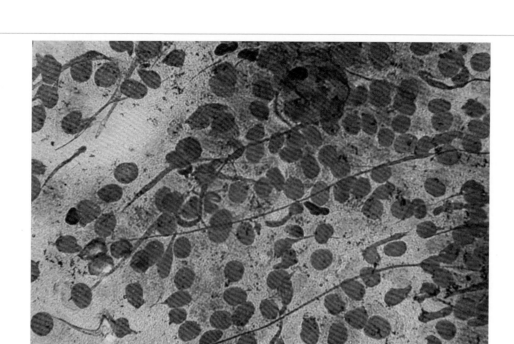

图 2-56 典型类癌（5）

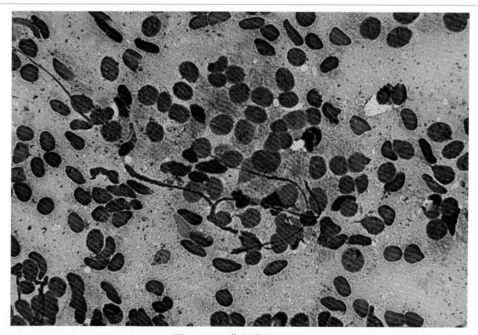

图 2-57 典型类癌（6）

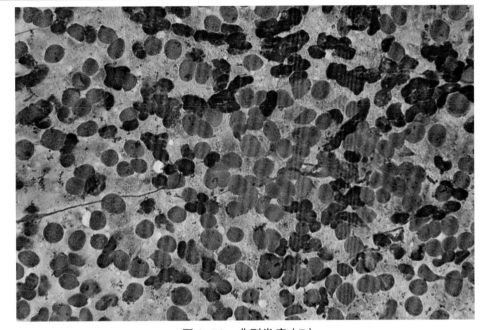

图 2-58　典型类癌（7）

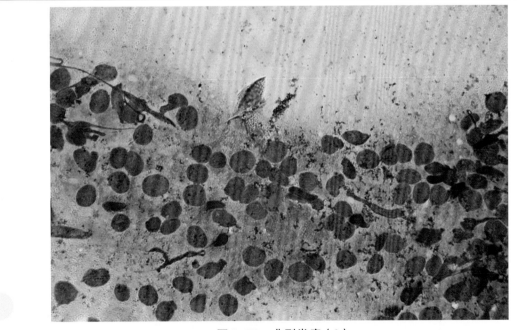

图 2-59　典型类癌（8）

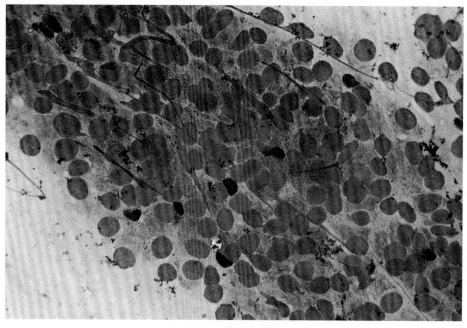

图 2-60　典型类癌（9）

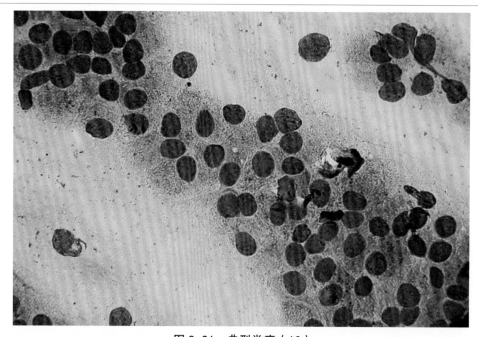

图 2-61　典型类癌（10）

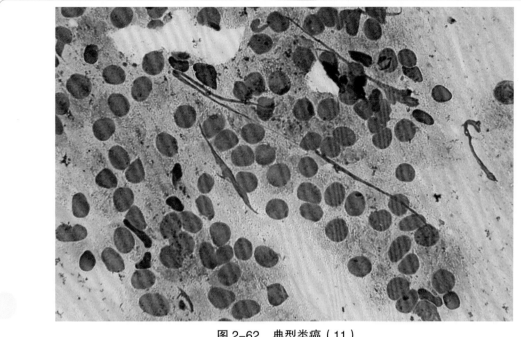

图 2-62　典型类癌（11）

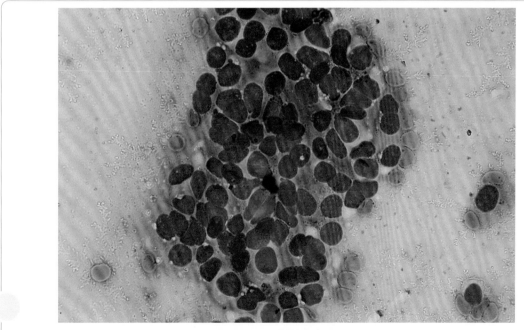

图 2-63　典型类癌（12）

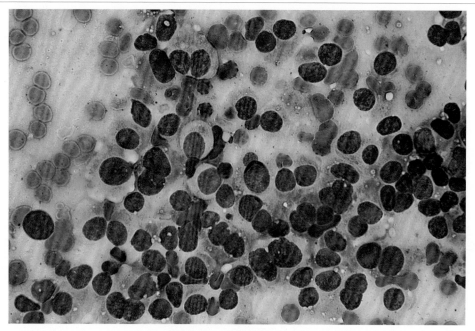

图 2-64 典型类癌（13）

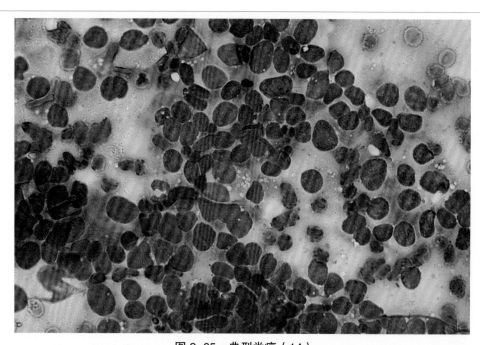

图 2-65 典型类癌（14）

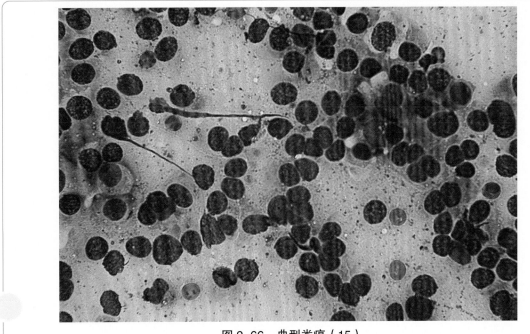

图 2-66　典型类癌（15）

第六节　不典型类癌

　　①癌细胞大小一致，与典型类癌相比，细胞较大，坏死及病理性核分裂常见；②细胞核呈圆形或卵圆形，染色质为高密度椒盐样，可有核仁，核质比较高；③呈巢状、菊形团样、实性片状等排列（图2-67～图2-77）。

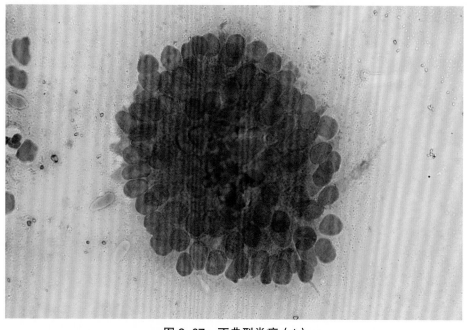

图 2-67 不典型类癌（1）

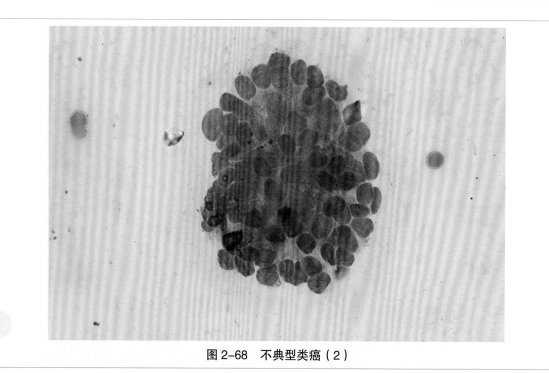

图 2-68 不典型类癌（2）

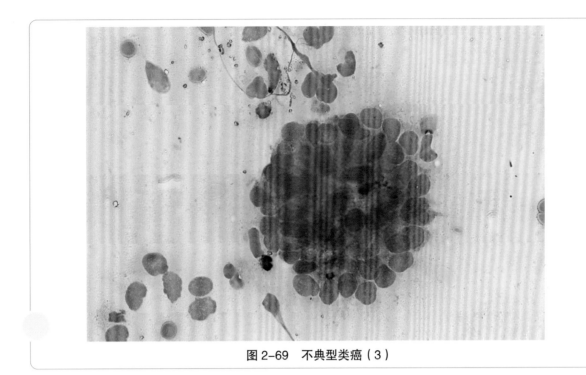

图 2-69　不典型类癌（3）

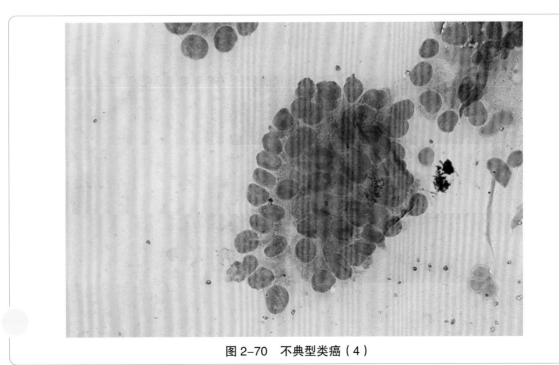

图 2-70　不典型类癌（4）

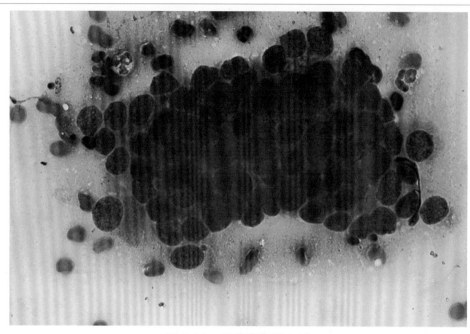

图 2-71 不典型类癌（5）

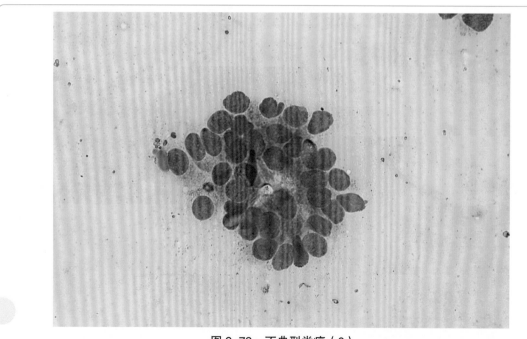

图 2-72 不典型类癌（6）

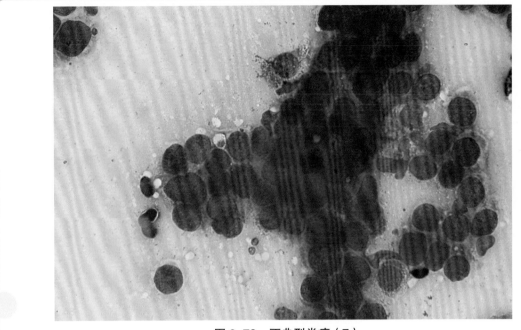

图 2-73　不典型类癌（7）

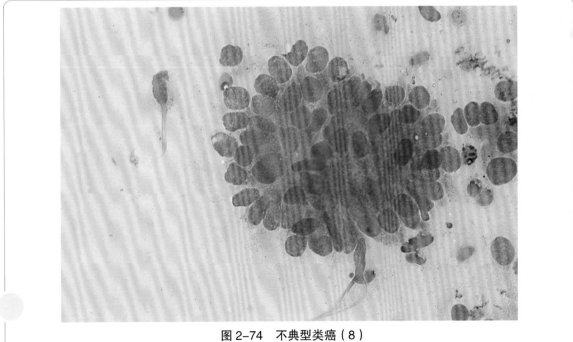

图 2-74　不典型类癌（8）

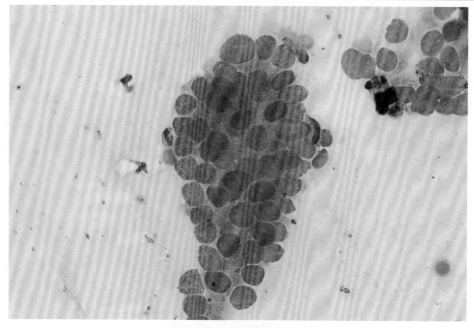

图 2-75 不典型类癌（9）

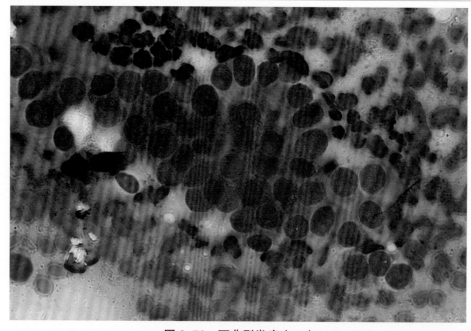

图 2-76 不典型类癌（10）

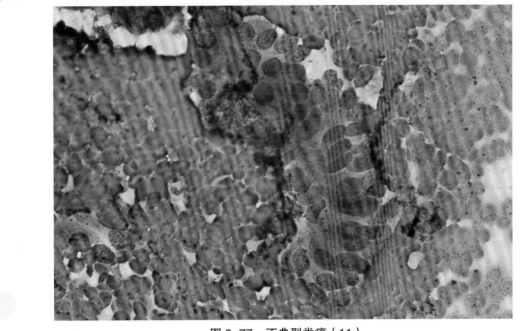

图 2-77　不典型类癌（11）

第七节　黏液表皮样癌

癌细胞由一定比例的黏液细胞、表皮样细胞及中间型细胞组成；黏液细胞呈杯状或柱状，细胞质透明，核位于基底；中间型细胞形态较小，呈基底样或立方形，镶嵌状排列在黏液细胞下；表皮样细胞呈多边形（图2-78～图2-87）。

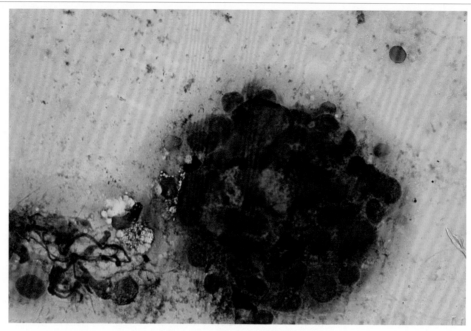

图 2-78　黏液表皮样癌（1）

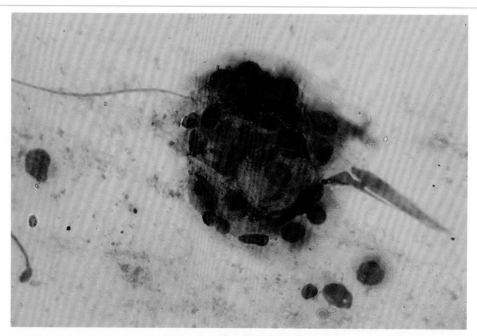

图 2-79　黏液表皮样癌（2）

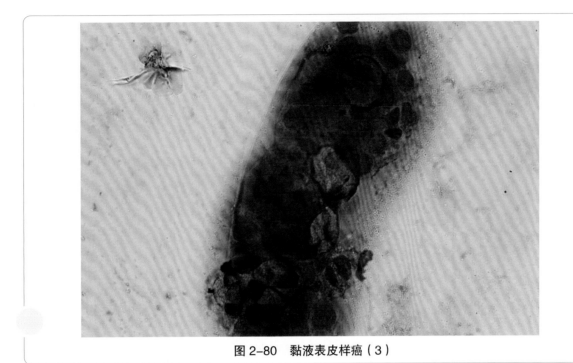

图 2-80　黏液表皮样癌（3）

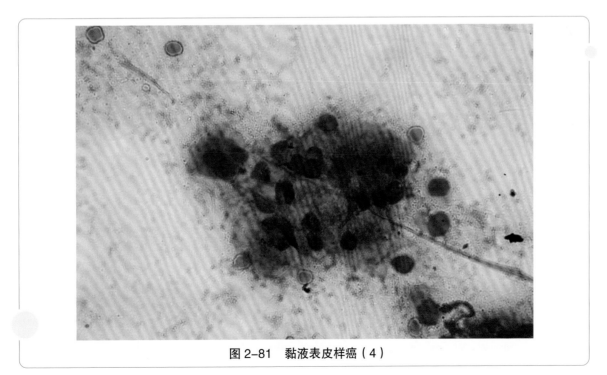

图 2-81　黏液表皮样癌（4）

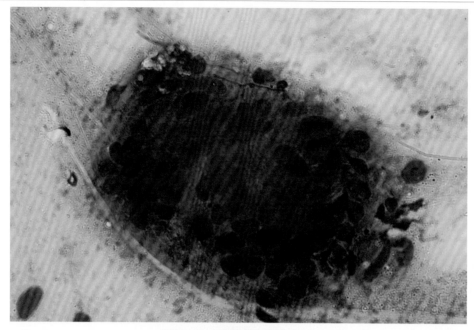

图 2-82 黏液表皮样癌（5）

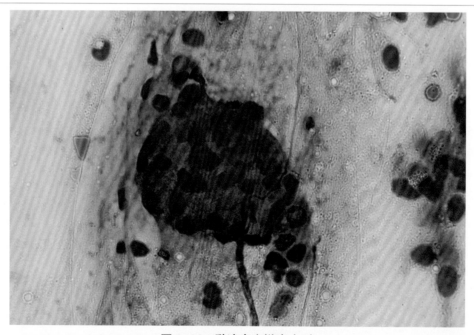

图 2-83 黏液表皮样癌（6）

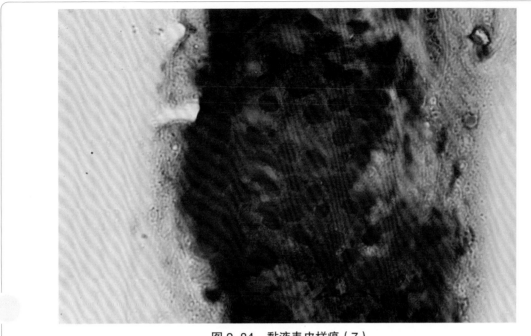

图 2-84 黏液表皮样癌（7）

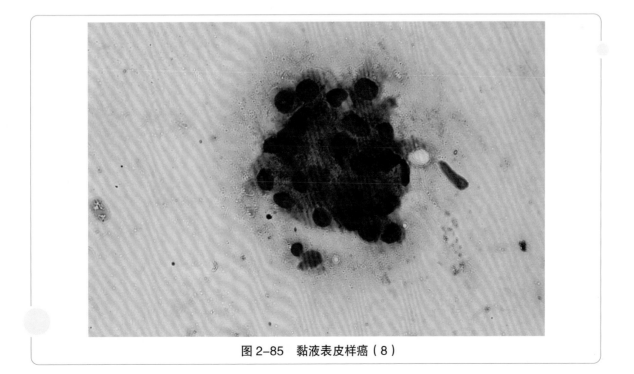

图 2-85 黏液表皮样癌（8）

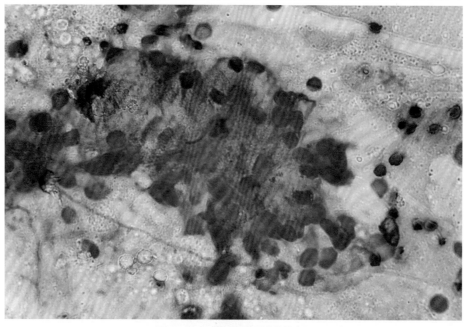

图 2-86　黏液表皮样癌（9）

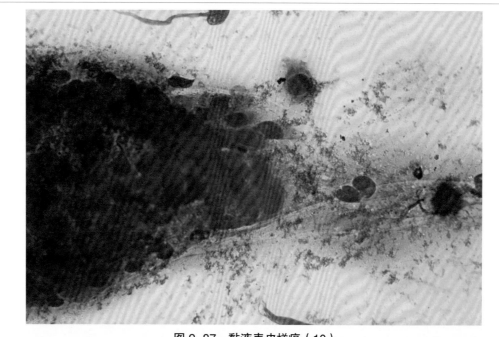

图 2-87　黏液表皮样癌（10）

第八节　腺样囊性癌

①癌细胞体积较小，呈圆形或卵圆形，大小均匀，核深染，细胞质少，核质比增高；②可见体积不一、红染的黏液样基质周围有基底样细胞围绕排列；③肿瘤细胞稀疏，浮于球团状黏液样基质上（图2-88～图2-102）。

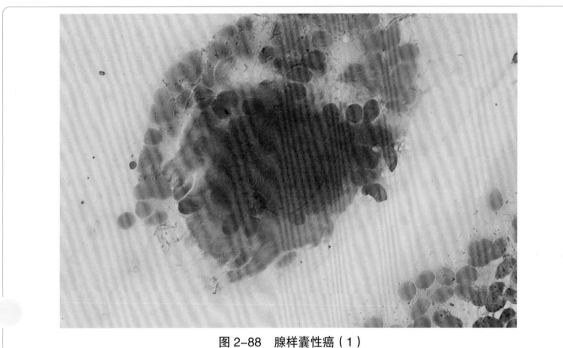

图 2-88　腺样囊性癌（1）

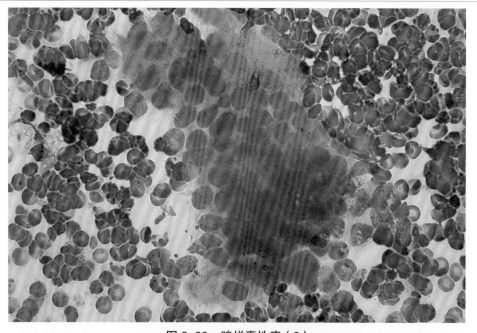

图 2-89　腺样囊性癌（2）

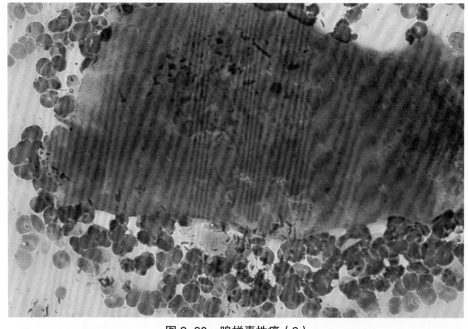

图 2-90　腺样囊性癌（3）

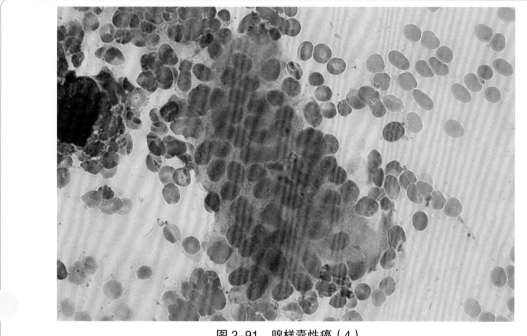

图 2-91　腺样囊性癌（4）

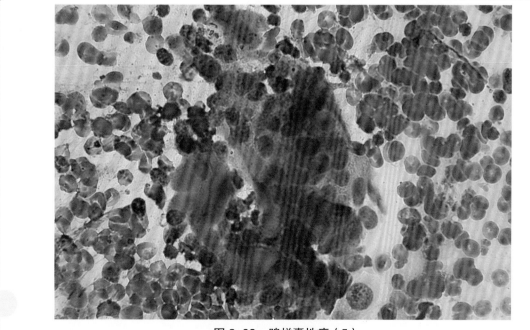

图 2-92　腺样囊性癌（5）

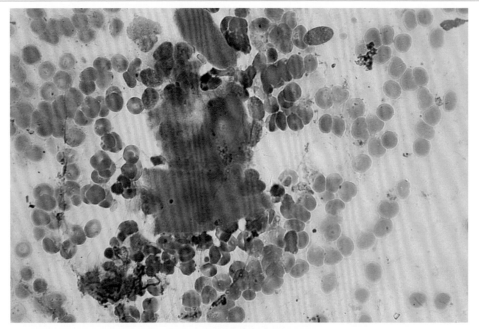

图 2-93 腺样囊性癌（6）

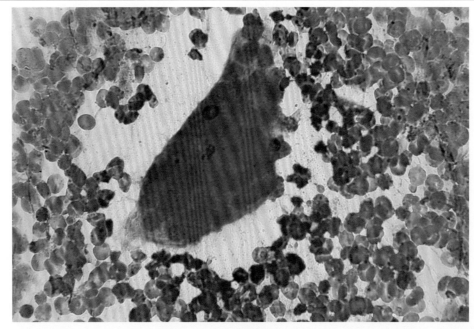

图 2-94 腺样囊性癌（7）

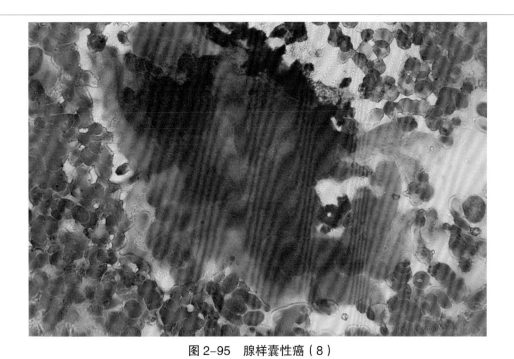

图 2-95 腺样囊性癌（8）

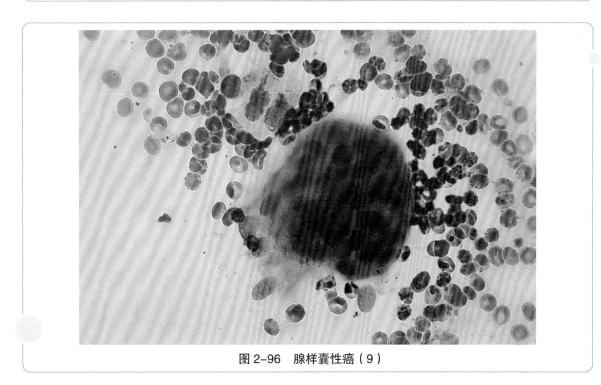

图 2-96 腺样囊性癌（9）

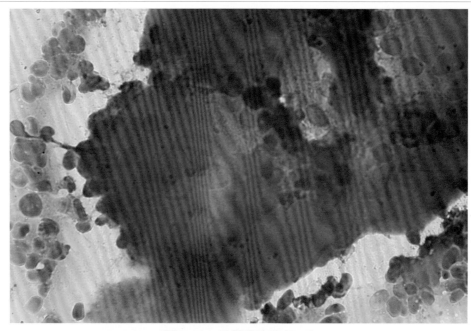

图 2-97　腺样囊性癌（10）

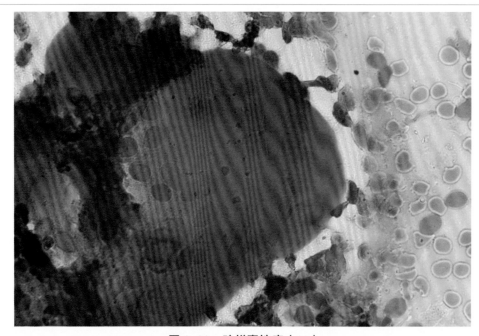

图 2-98　腺样囊性癌（11）

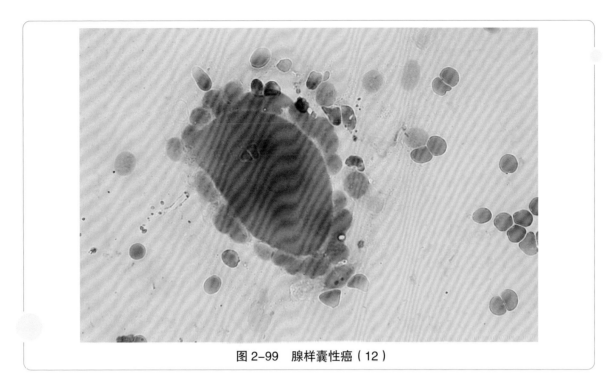

图 2-99　腺样囊性癌（12）

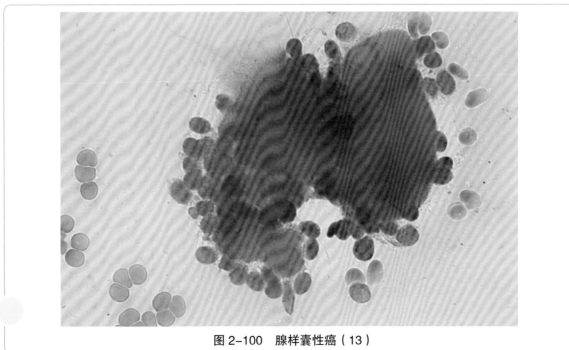

图 2-100　腺样囊性癌（13）

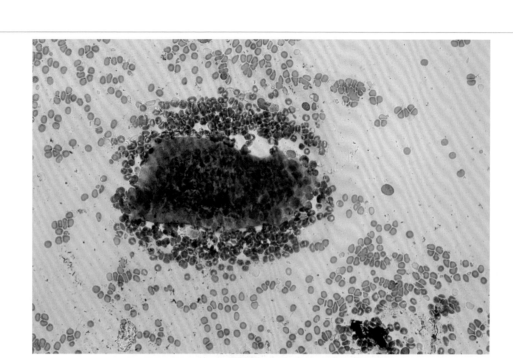

图 2-101 腺样囊性癌（400×）（1）

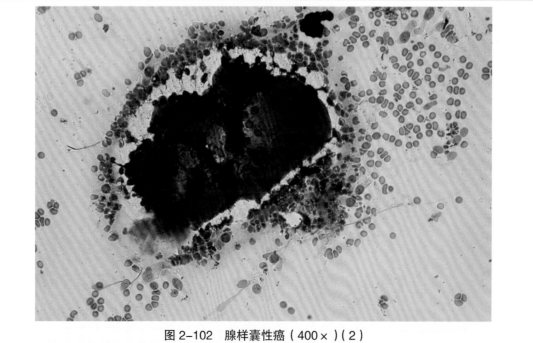

图 2-102 腺样囊性癌（400×）（2）

第九节　黏液腺癌

①黏液湖中见癌细胞紧密聚集成团，癌细胞体积小，呈柱状或立方形，核膜明显，小核仁；②癌细胞单层排列，细胞质丰富，可见大小不一的分泌泡，细胞核比红细胞略大，呈圆形或椭圆形（图2-103～图2-123）。

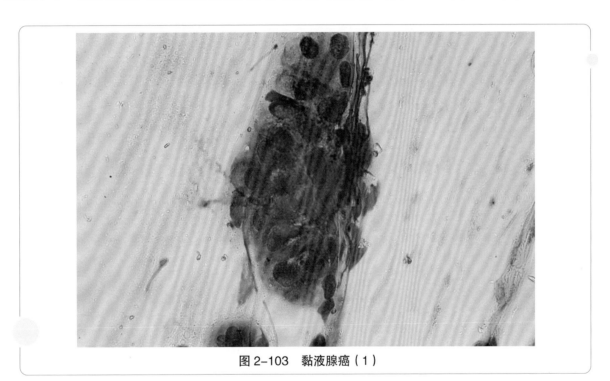

图 2-103　黏液腺癌（1）

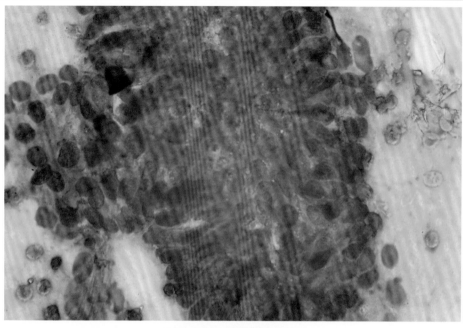

图 2-104　黏液腺癌（2）

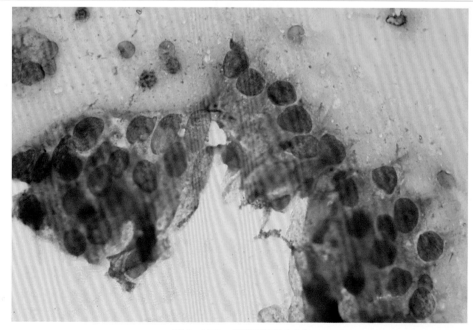

图 2-105　黏液腺癌（3）

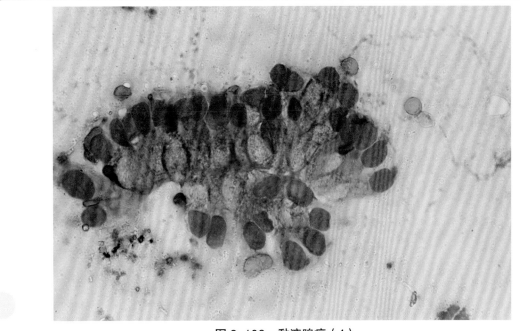

图 2-106 黏液腺癌（4）

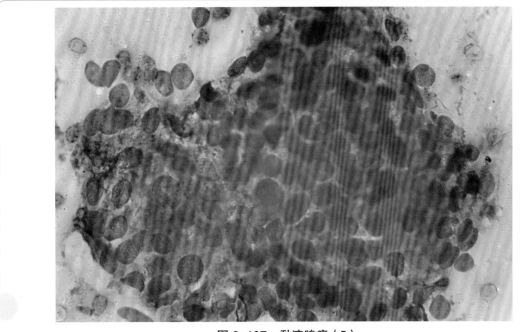

图 2-107 黏液腺癌（5）

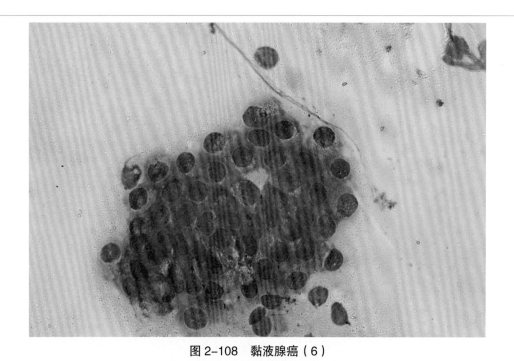

图 2-108　黏液腺癌（6）

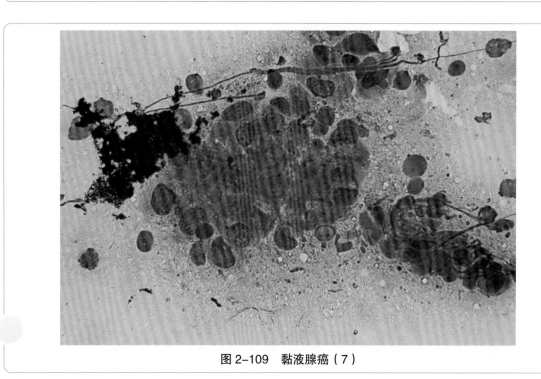

图 2-109　黏液腺癌（7）

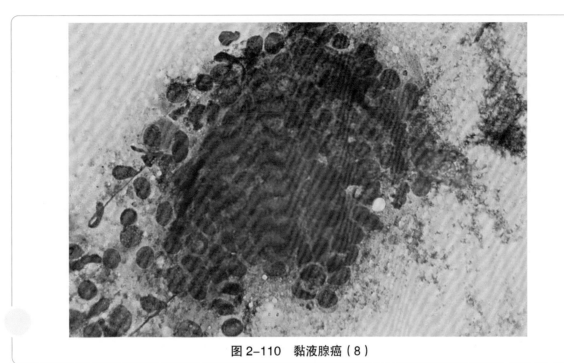

图 2-110　黏液腺癌（8）

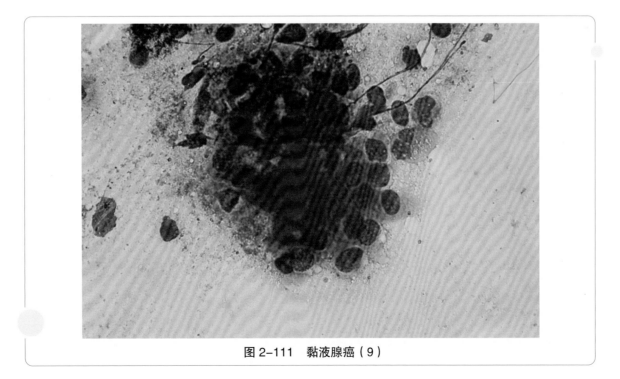

图 2-111　黏液腺癌（9）

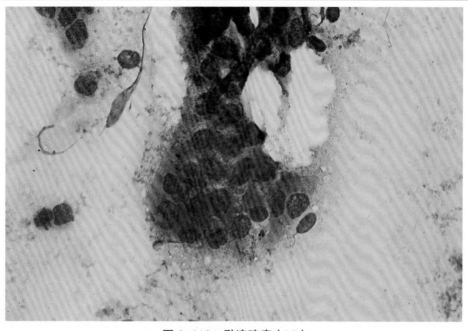

图 2-112 黏液腺癌（10）

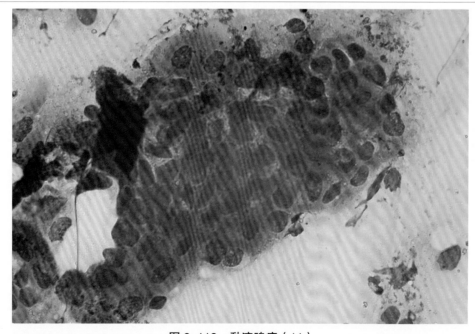

图 2-113 黏液腺癌（11）

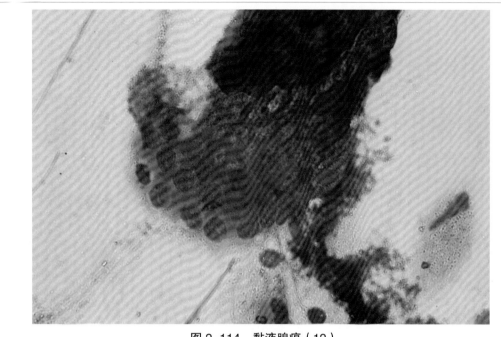

图 2-114　黏液腺癌（12）

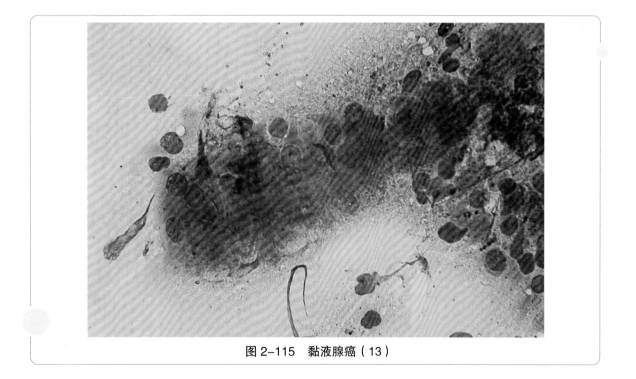

图 2-115　黏液腺癌（13）

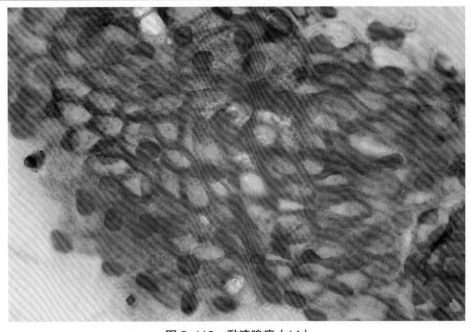

图 2-116　黏液腺癌（14）

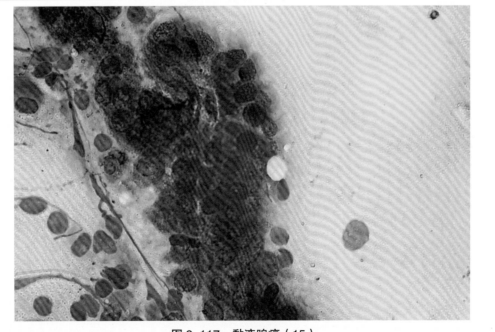

图 2-117　黏液腺癌（15）

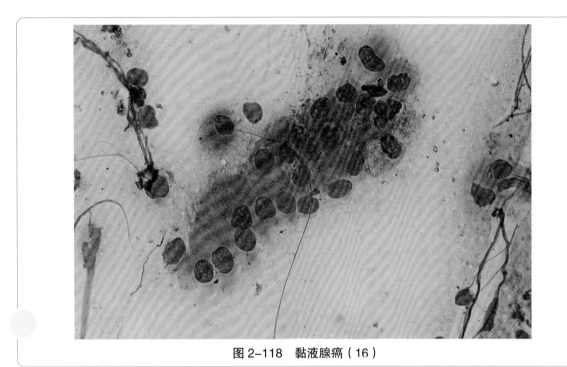

图 2-118 黏液腺癌（16）

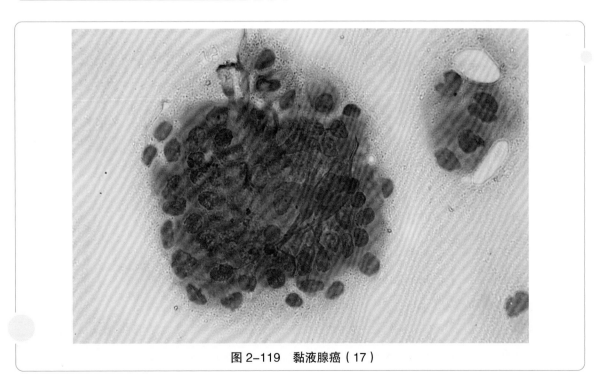

图 2-119 黏液腺癌（17）

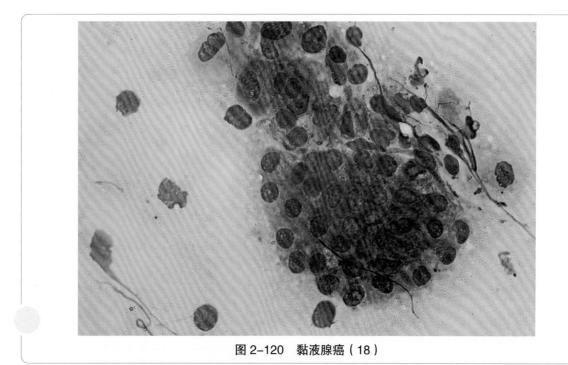

图 2-120 黏液腺癌（18）

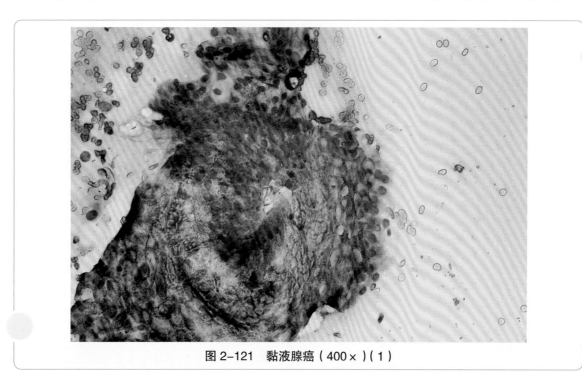

图 2-121 黏液腺癌（400×）（1）

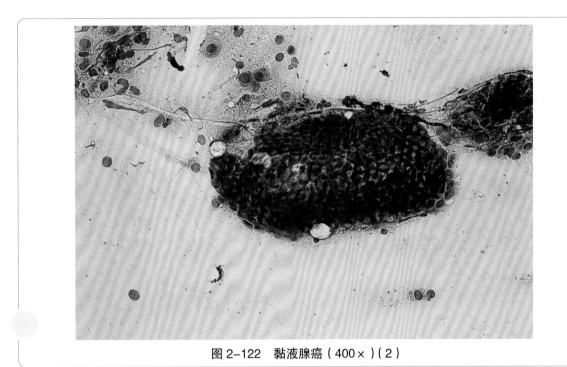

图 2-122 黏液腺癌（400×）（2）

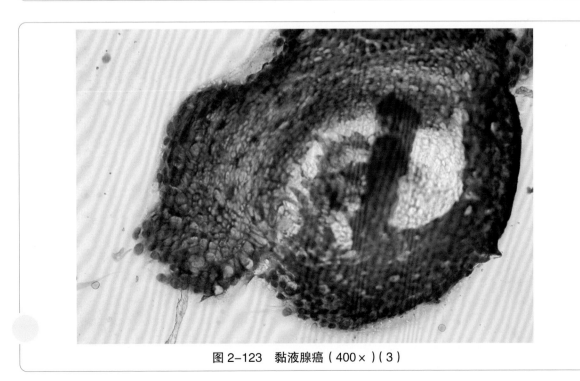

图 2-123 黏液腺癌（400×）（3）

第十节 腺泡细胞癌

　　腺泡细胞癌又称为浆液细胞腺癌，是一种较少见的涎腺肿瘤，低度恶性。癌细胞呈圆形、多角形，细胞质丰富呈嗜酸性或嗜碱性颗粒状，细胞核居中，多呈圆形或卵圆形，核仁明显；癌细胞排列呈片状、巢状或腺泡状等（图2-124～图2-148）。

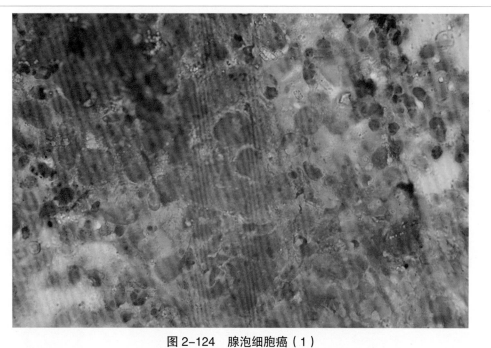

图 2-124　腺泡细胞癌（1）

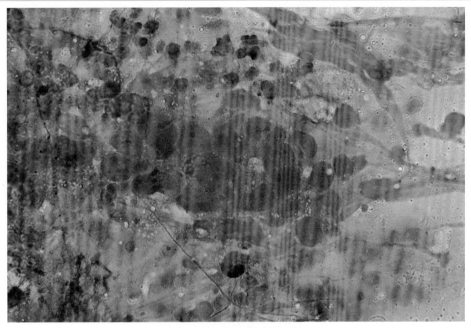

图 2-125 腺泡细胞癌（2）

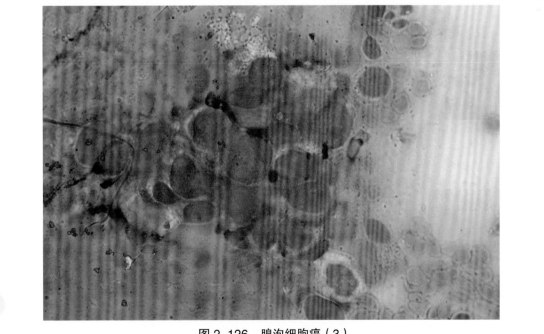

图 2-126 腺泡细胞癌（3）

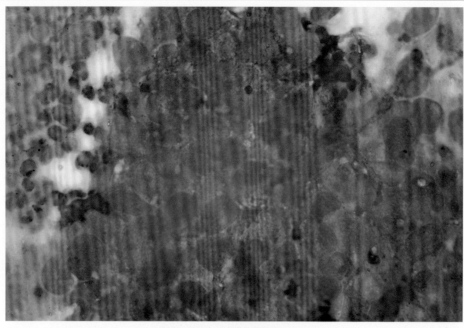

图 2-127　腺泡细胞癌（4）

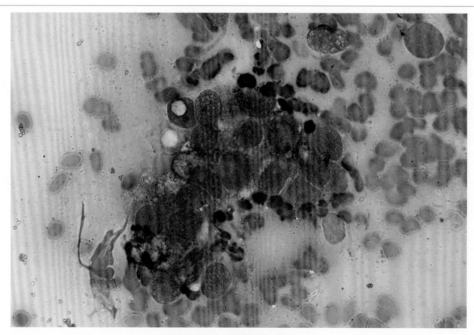

图 2-128　腺泡细胞癌（5）

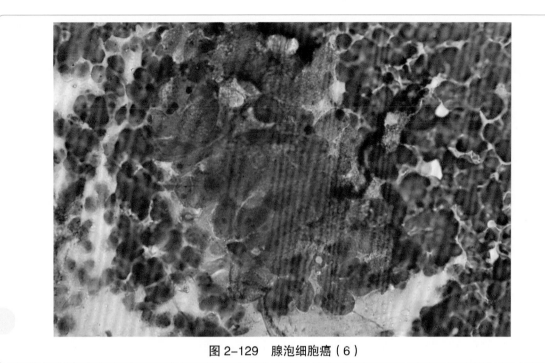

图 2-129　腺泡细胞癌（6）

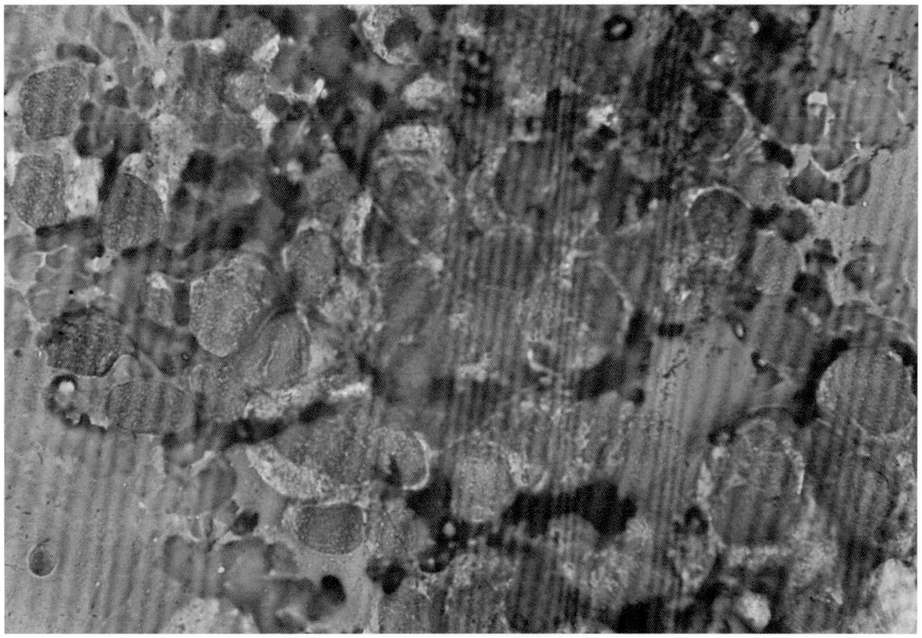

图 2-130　腺泡细胞癌（7）

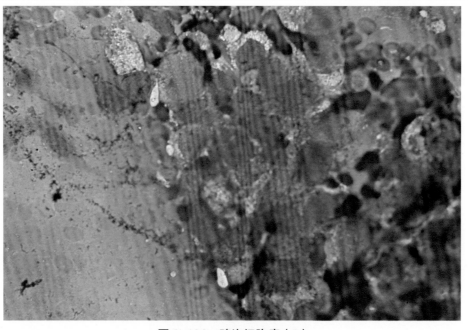

图 2-131　腺泡细胞癌（8）

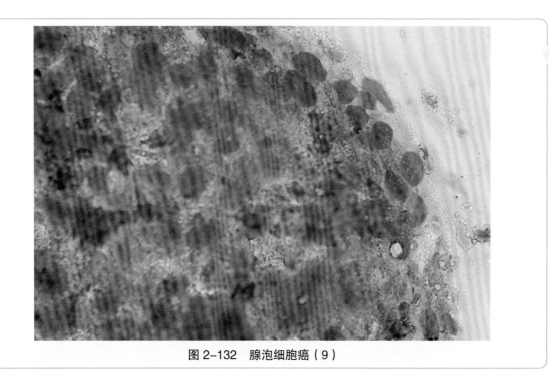

图 2-132　腺泡细胞癌（9）

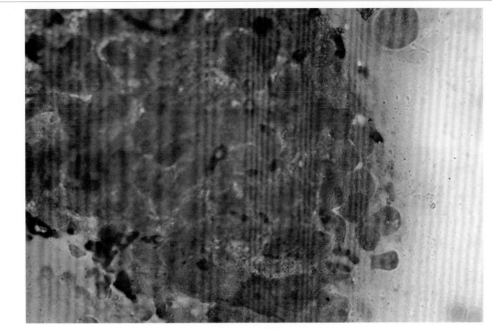

图 2-133　腺泡细胞癌（10）

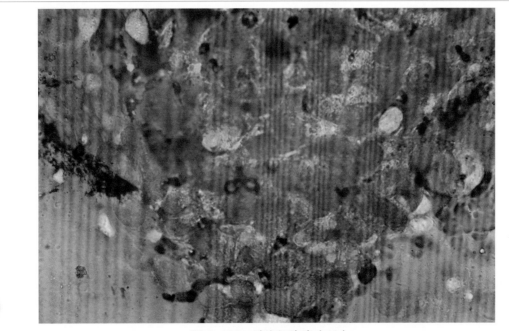

图 2-134　腺泡细胞癌（11）

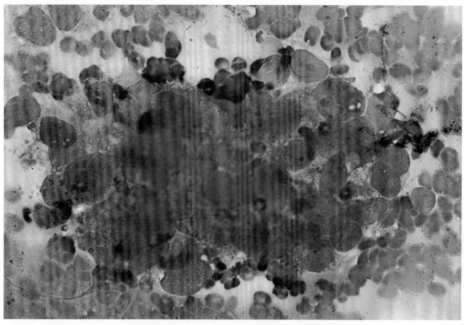

图 2-135 腺泡细胞癌（12）

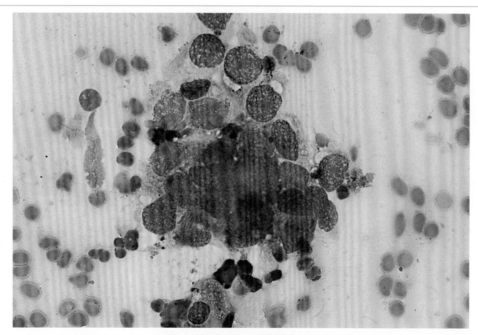

图 2-136 腺泡细胞癌（13）

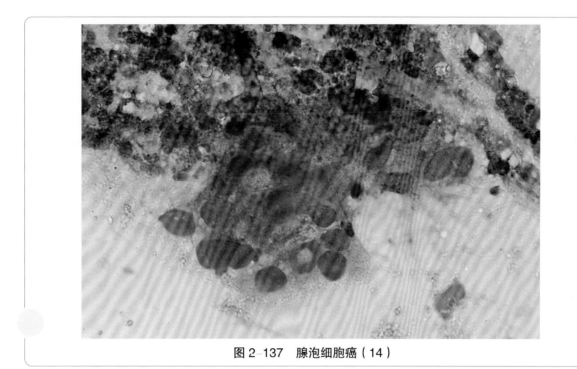

图 2-137　腺泡细胞癌（14）

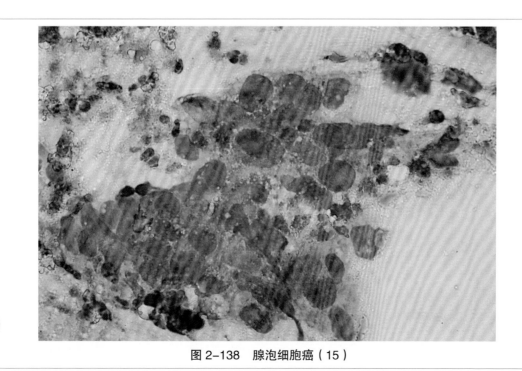

图 2-138　腺泡细胞癌（15）

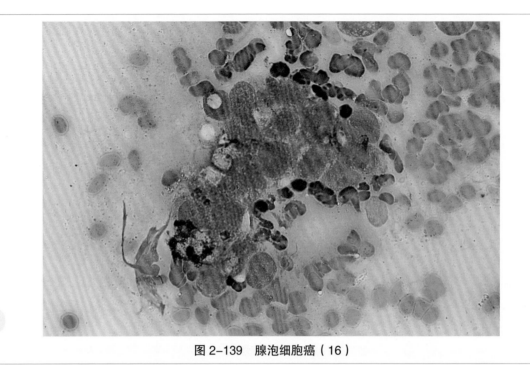

图 2-139 腺泡细胞癌（16）

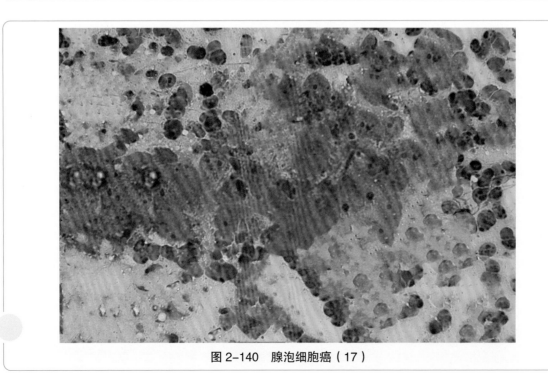

图 2-140 腺泡细胞癌（17）

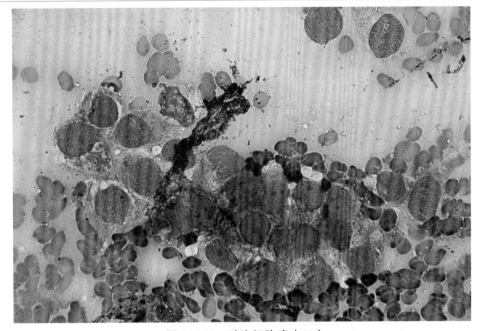

图 2-141　腺泡细胞癌（18）

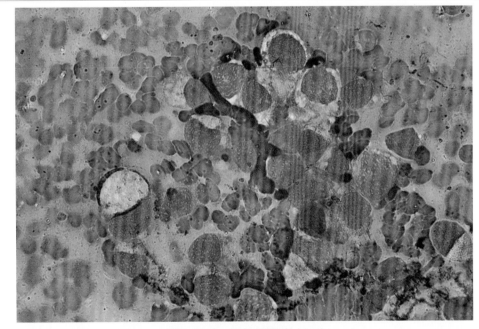

图 2-142　腺泡细胞癌（19）

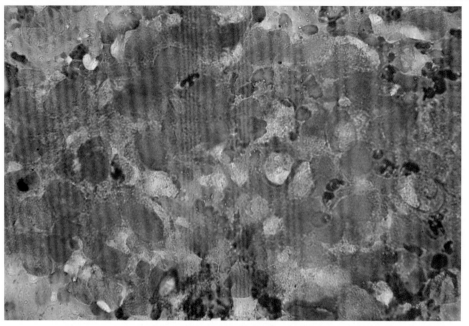

图 2-143　腺泡细胞癌（20）

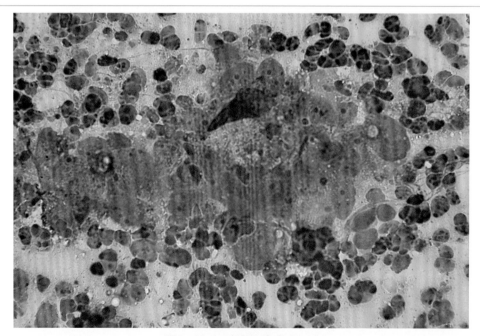

图 2-144　腺泡细胞癌（21）

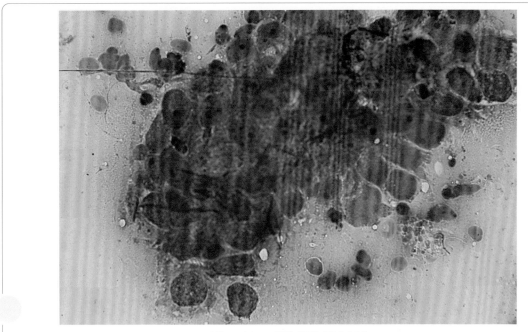

图 2-145　腺泡细胞癌（22）

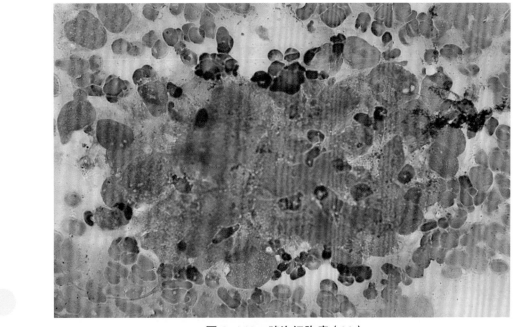

图 2-146　腺泡细胞癌（23）

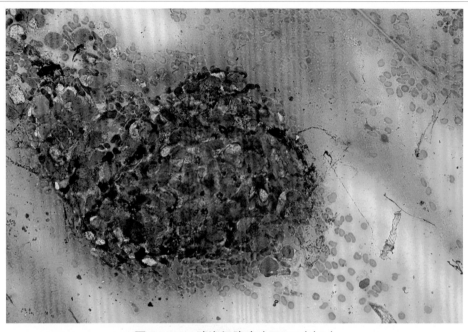

图 2-147　腺泡细胞癌（400×）（1）

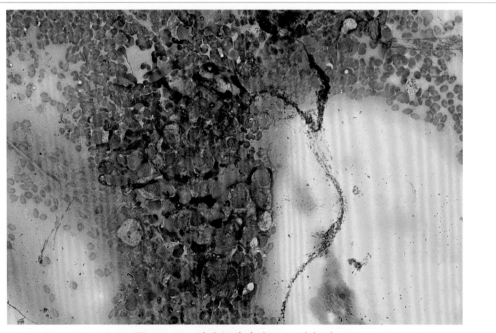

图 2-148　腺泡细胞癌（400×）（2）

第十一节　肉瘤样癌

　　癌细胞异型较明显，可见巨细胞样、梭形细胞样等。细胞质丰富，部分细胞质呈泡沫样；细胞核大，可见大核仁，呈巢状、片状分布（图2-149～图2-169）。

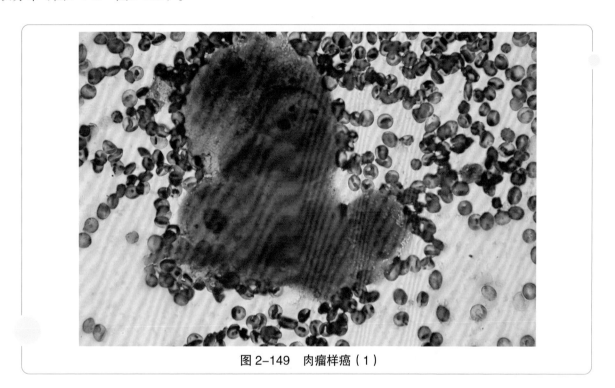

图 2-149　肉瘤样癌（1）

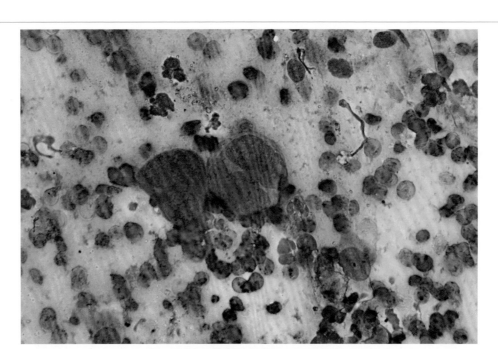

图 2-150 肉瘤样癌（2）

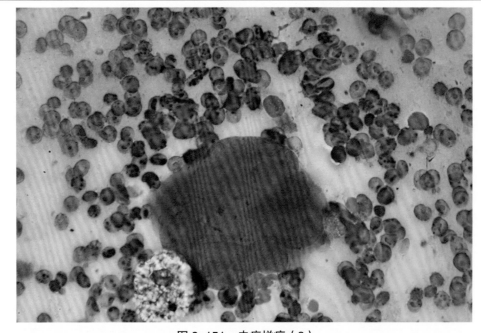

图 2-151 肉瘤样癌（3）

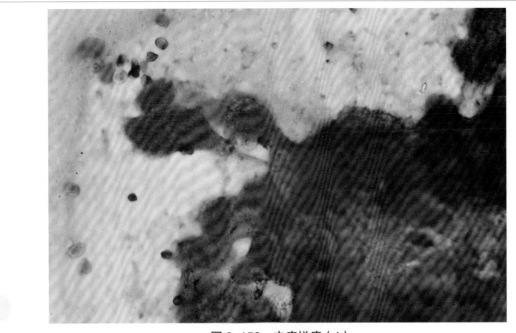

图 2-152　肉瘤样癌（4）

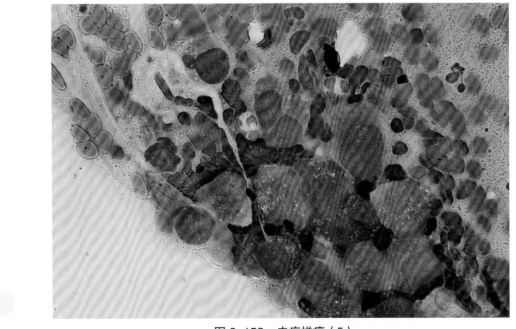

图 2-153　肉瘤样癌（5）

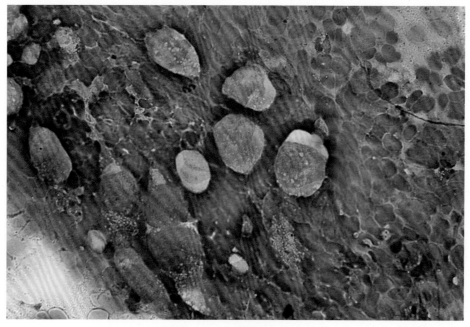

图 2-154 肉瘤样癌（6）

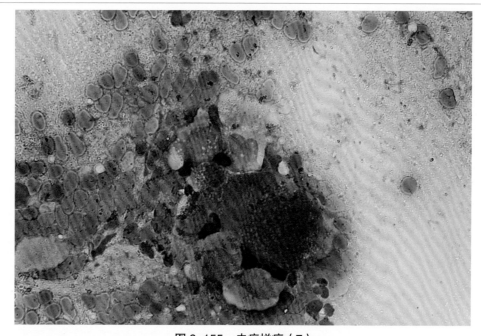

图 2-155 肉瘤样癌（7）

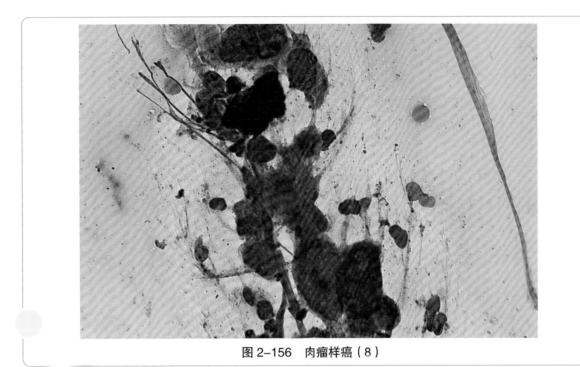

图 2-156　肉瘤样癌（8）

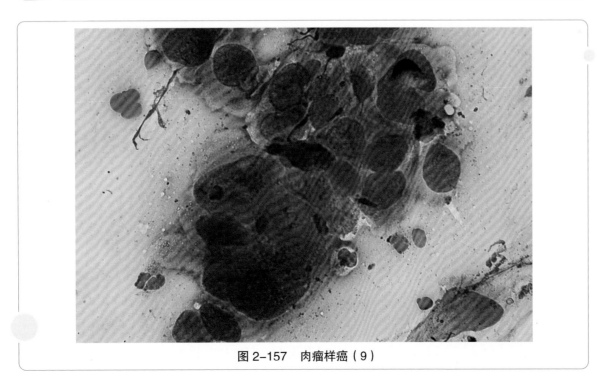

图 2-157　肉瘤样癌（9）

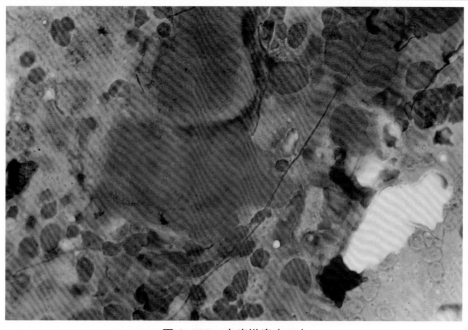

图 2-158　肉瘤样癌（10）

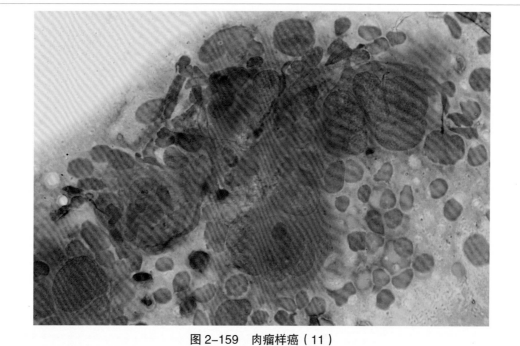

图 2-159　肉瘤样癌（11）

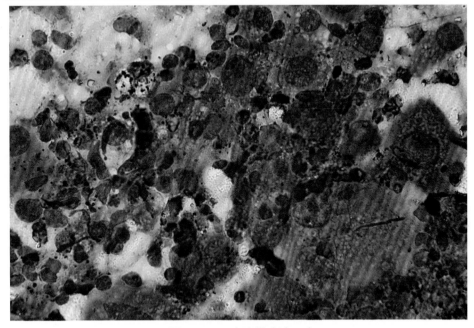

图 2-160　肉瘤样癌（12）

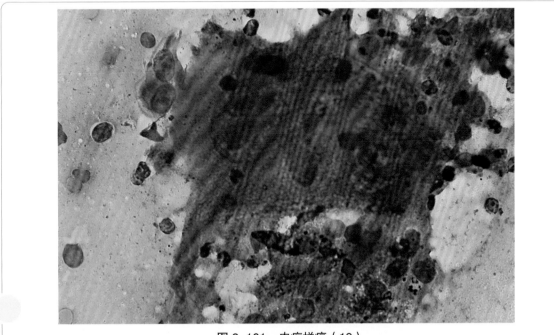

图 2-161　肉瘤样癌（13）

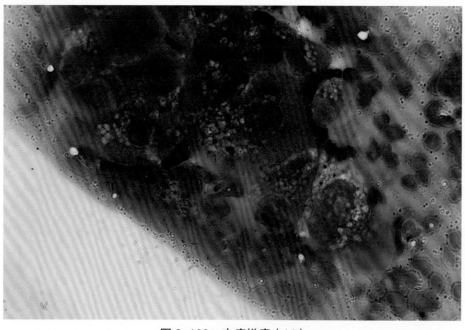

图 2-162　肉瘤样癌（14）

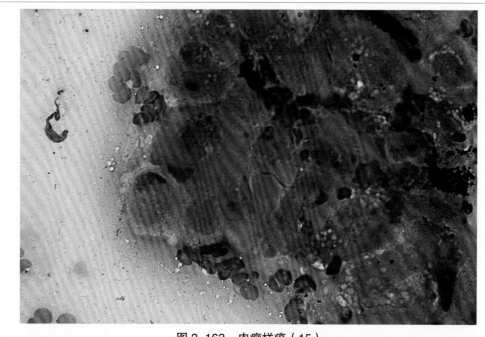

图 2-163　肉瘤样癌（15）

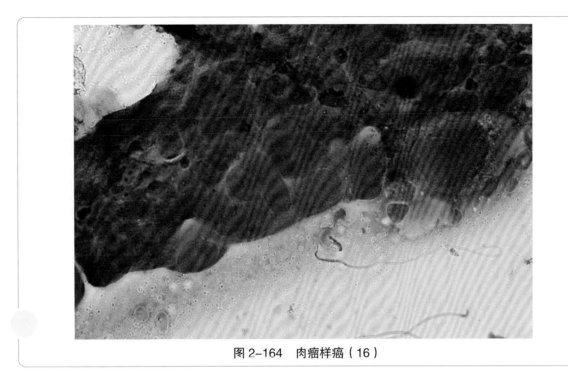

图 2-164 肉瘤样癌（16）

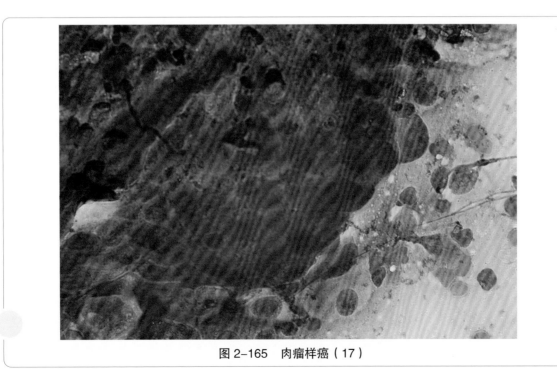

图 2-165 肉瘤样癌（17）

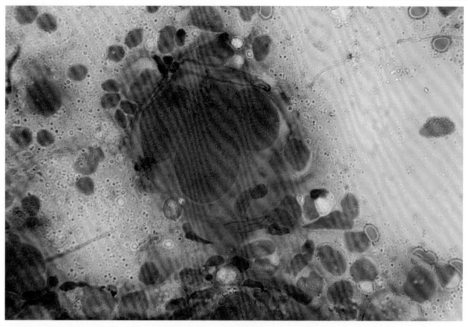

图 2-166　肉瘤样癌（18）

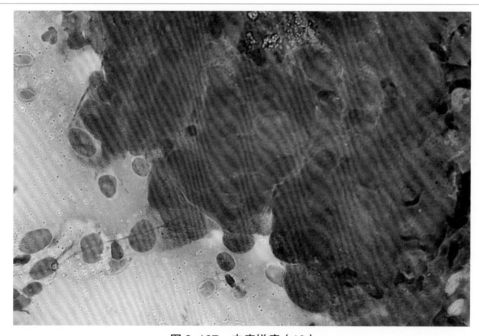

图 2-167　肉瘤样癌（19）

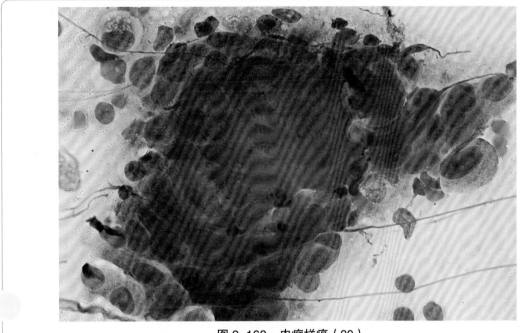

图 2-168 肉瘤样癌（20）

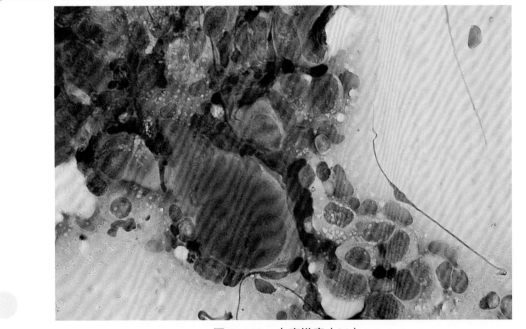

图 2-169 肉瘤样癌（21）

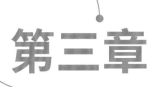

第三章

其他一些可累及肺脏的 恶性肿瘤 ROSE 细胞组学特点

第一节　转移性平滑肌肉瘤

　　平滑肌肉瘤细胞散在或成片分布，分化好的瘤细胞大小基本一致，类似上皮样，细胞较大，呈长梭形，细胞核细长，两端钝圆，核仁不明显。分化差的平滑肌肉瘤细胞形态和大小不一，呈圆形、卵圆形或多边形（图3-1～图3-12）。

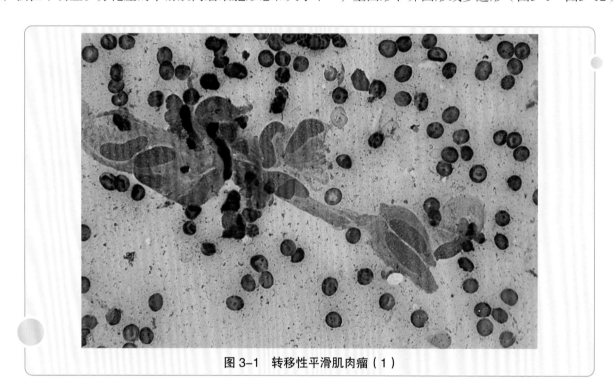

图 3-1　转移性平滑肌肉瘤（1）

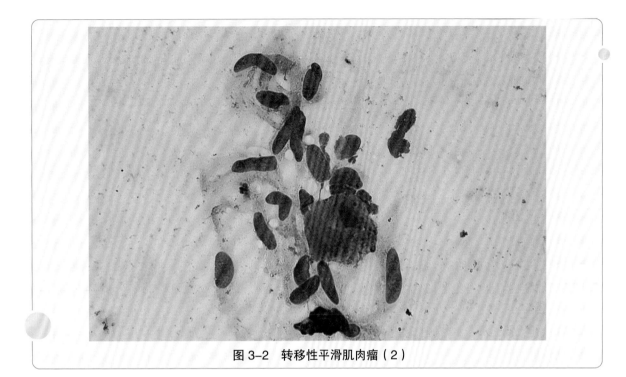

图 3-2　转移性平滑肌肉瘤（2）

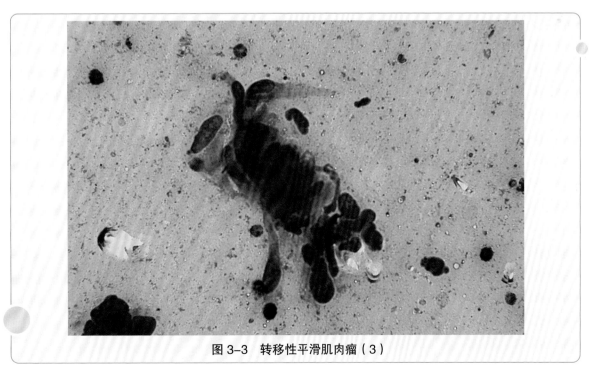

图 3-3　转移性平滑肌肉瘤（3）

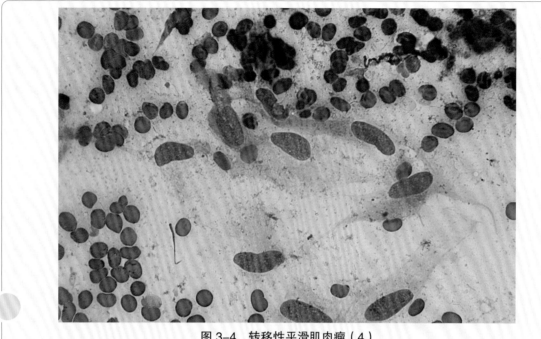

图 3-4 转移性平滑肌肉瘤（4）

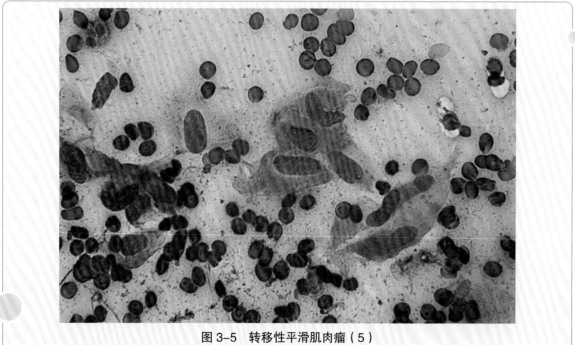

图 3-5 转移性平滑肌肉瘤（5）

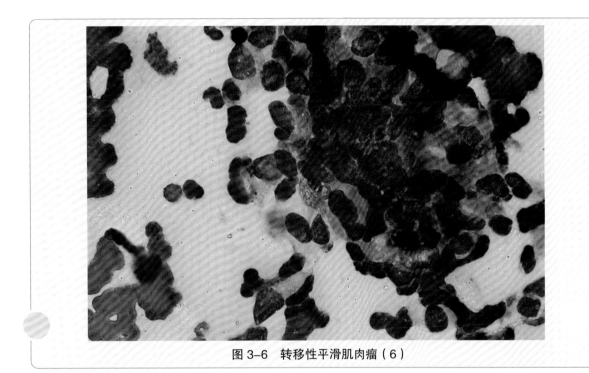

图 3-6　转移性平滑肌肉瘤（6）

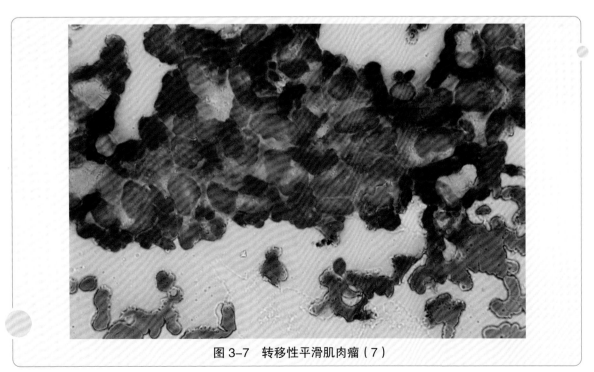

图 3-7　转移性平滑肌肉瘤（7）

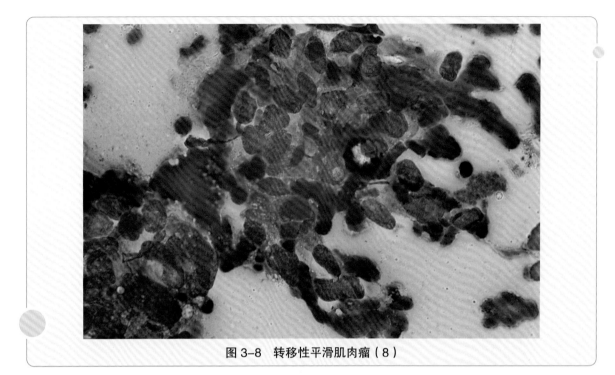

图 3-8 转移性平滑肌肉瘤（8）

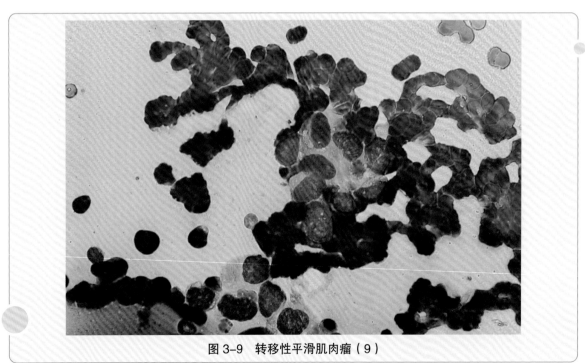

图 3-9 转移性平滑肌肉瘤（9）

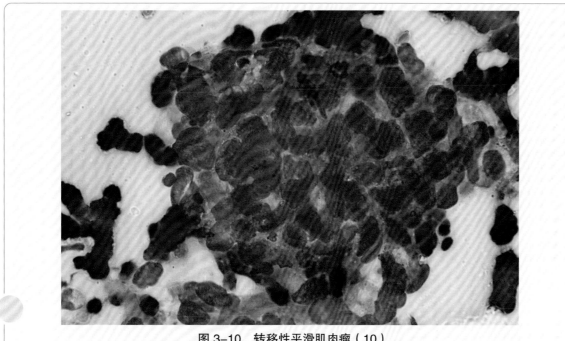

图 3-10 转移性平滑肌肉瘤（10）

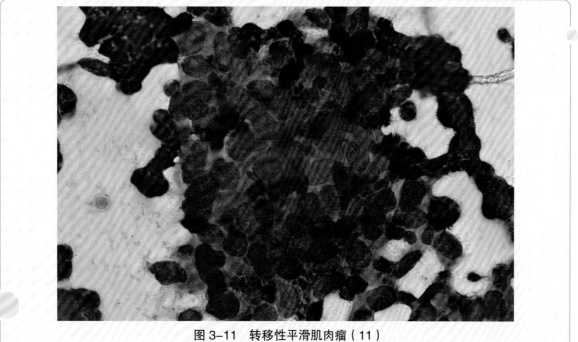

图 3-11 转移性平滑肌肉瘤（11）

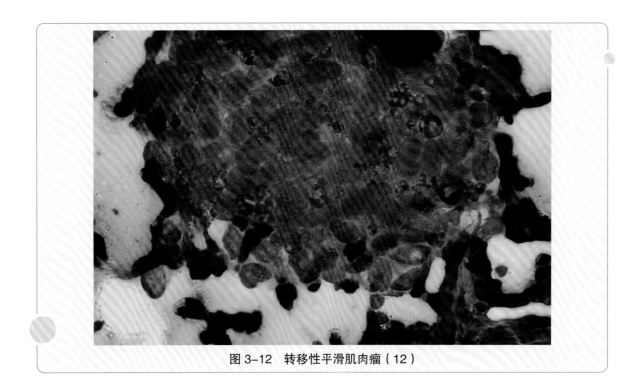

图 3-12　转移性平滑肌肉瘤（12）

第二节　转移性肾透明细胞癌

　　癌细胞较大，圆形或多边形，细胞质丰富，呈透明或弱嗜酸性，核仁隐显不一，肿瘤细胞呈单片状分布（图3-13～图3-29）。

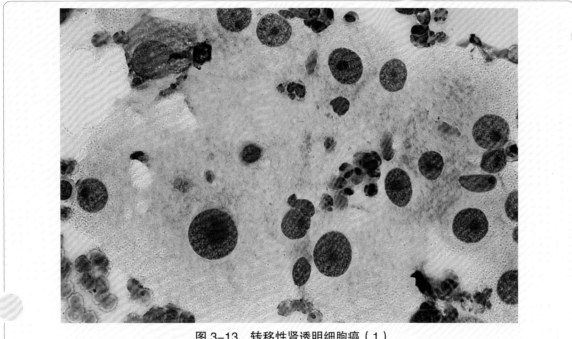

图 3-13 转移性肾透明细胞癌（1）

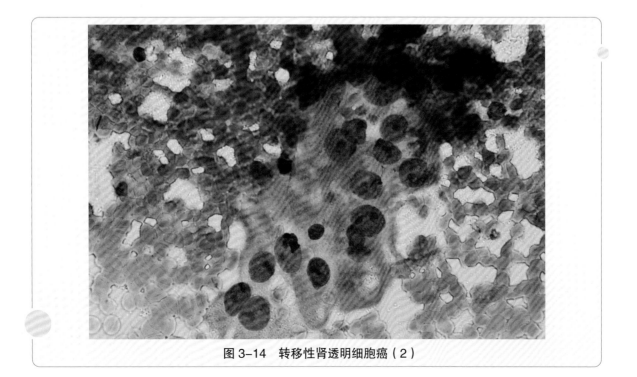

图 3-14 转移性肾透明细胞癌（2）

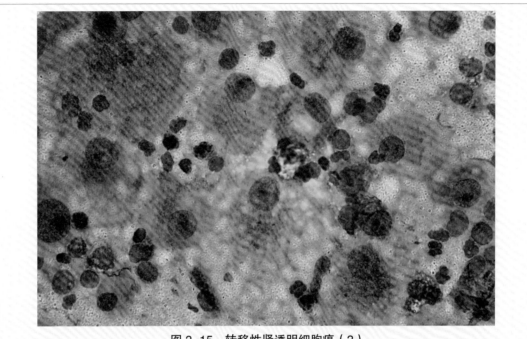

图 3-15 转移性肾透明细胞癌（3）

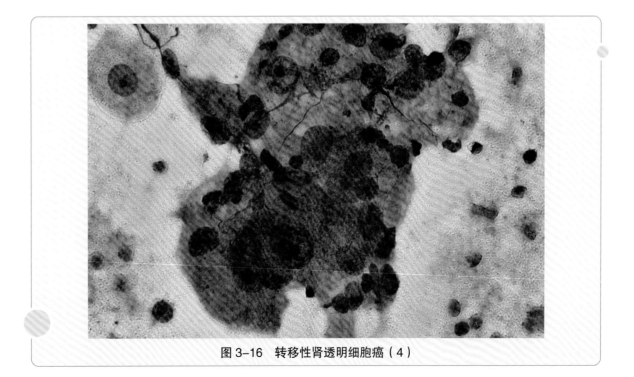

图 3-16 转移性肾透明细胞癌（4）

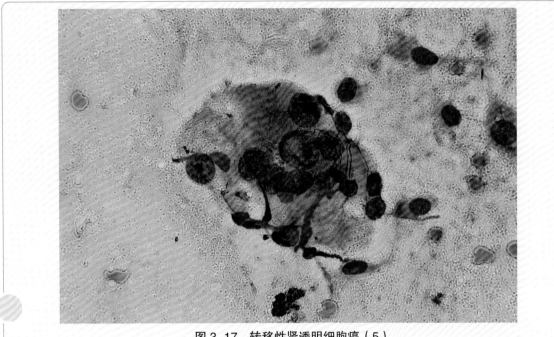

图 3-17　转移性肾透明细胞癌（5）

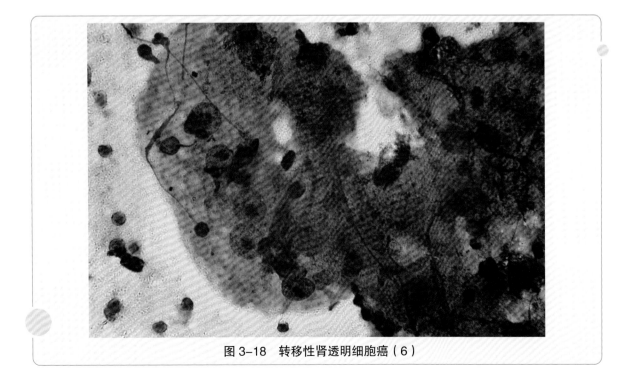

图 3-18　转移性肾透明细胞癌（6）

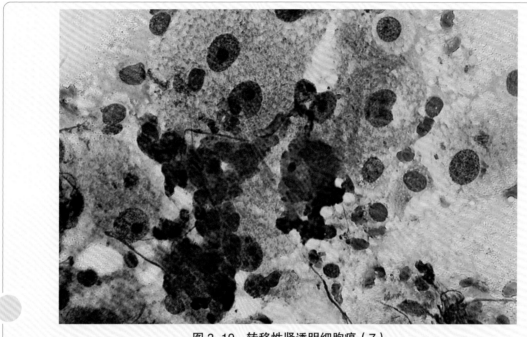

图 3-19 转移性肾透明细胞癌（7）

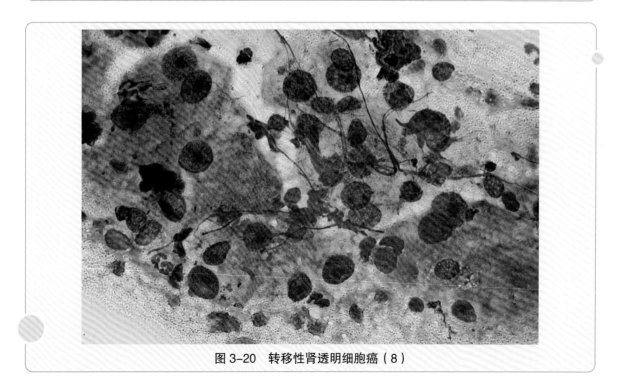

图 3-20 转移性肾透明细胞癌（8）

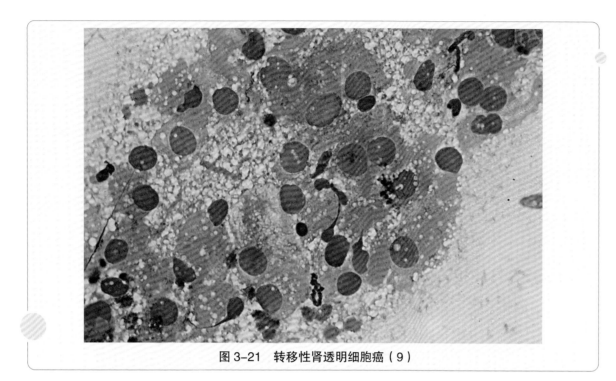

图 3-21　转移性肾透明细胞癌（9）

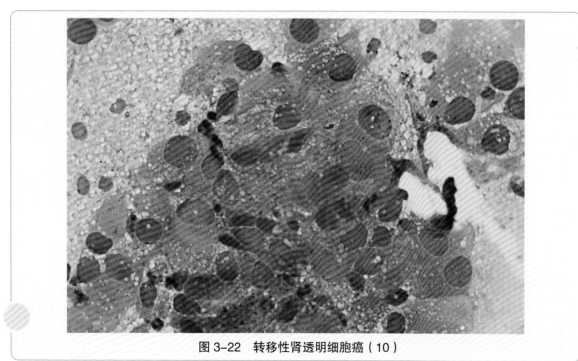

图 3-22　转移性肾透明细胞癌（10）

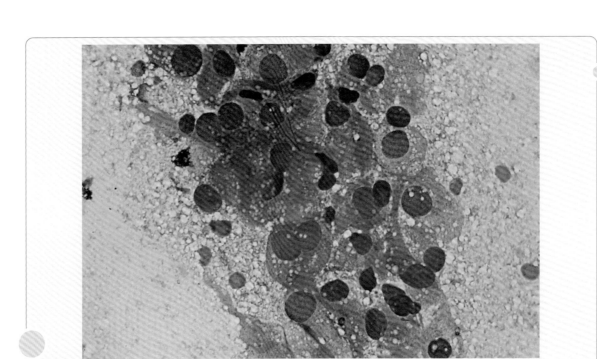

图 3-23 转移性肾透明细胞癌（11）

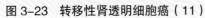

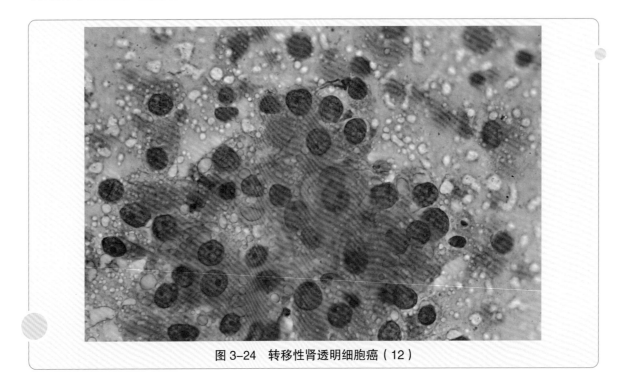

图 3-24 转移性肾透明细胞癌（12）

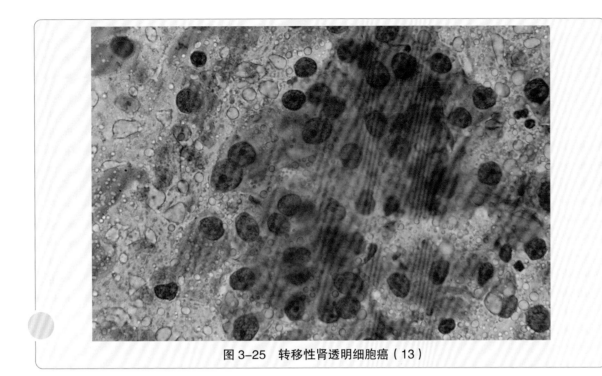

图 3-25　转移性肾透明细胞癌（13）

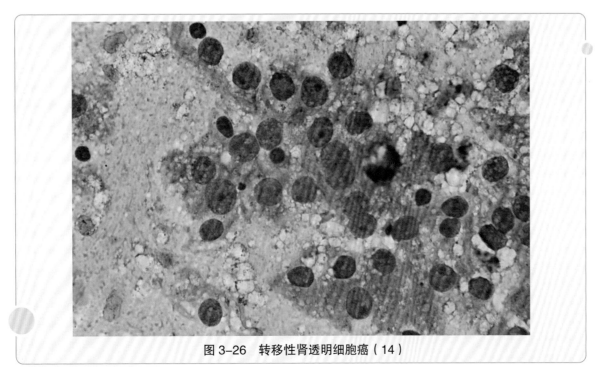

图 3-26　转移性肾透明细胞癌（14）

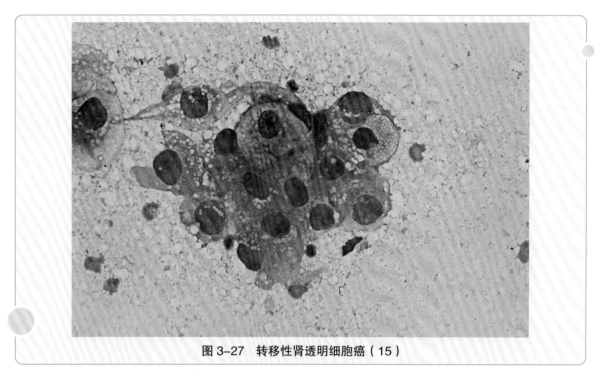

图 3-27 转移性肾透明细胞癌（15）

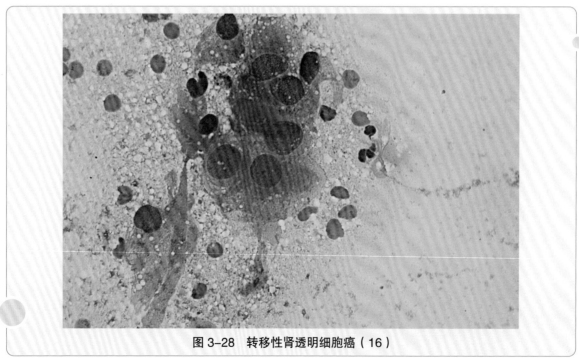

图 3-28 转移性肾透明细胞癌（16）

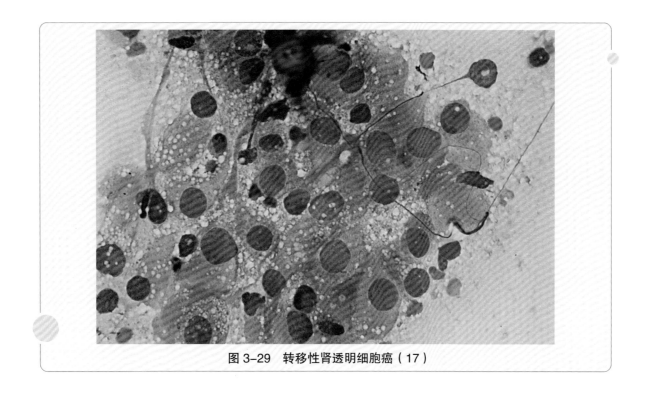

图 3-29　转移性肾透明细胞癌（17）

第三节　转移性宫颈绒毛腺管状腺癌

肿瘤细胞呈低柱状，细胞核呈圆形，轻中度异型，具有绒毛状和腺管状结构（图3-30～图3-39）。

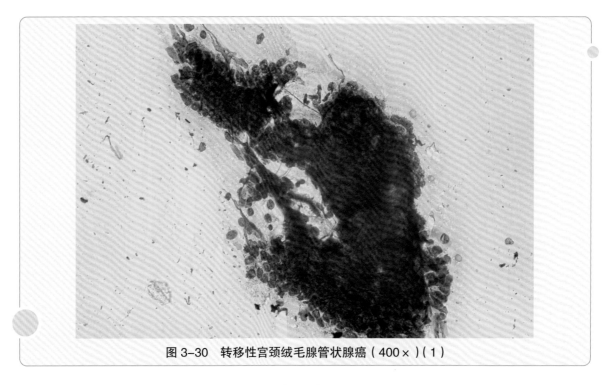

图 3-30 转移性宫颈绒毛腺管状腺癌（400×）（1）

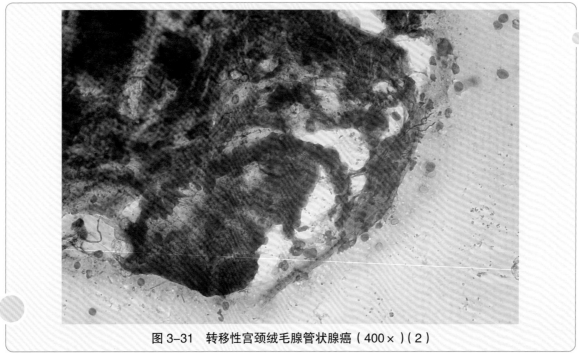

图 3-31 转移性宫颈绒毛腺管状腺癌（400×）（2）

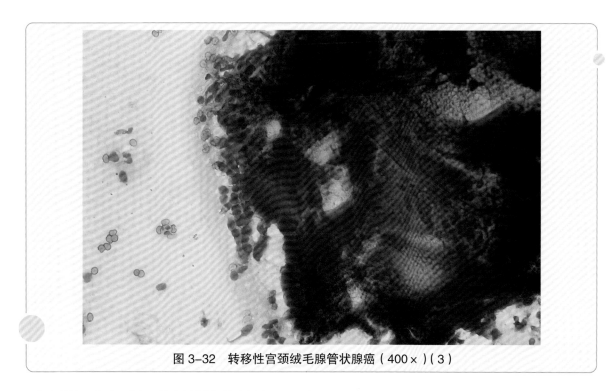

图 3-32　转移性宫颈绒毛腺管状腺癌（400×）（3）

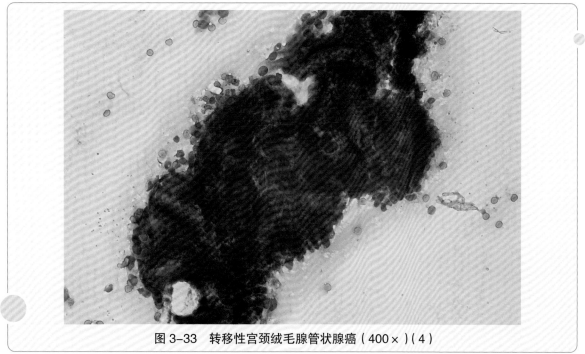

图 3-33　转移性宫颈绒毛腺管状腺癌（400×）（4）

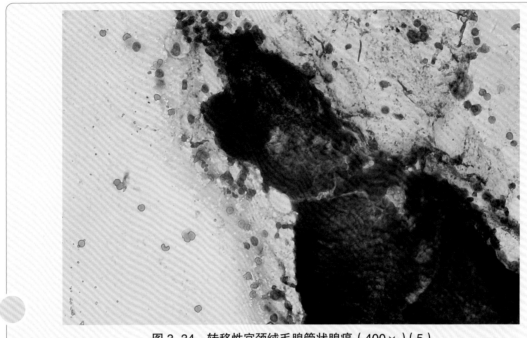

图 3-34　转移性宫颈绒毛腺管状腺癌（400×）（5）

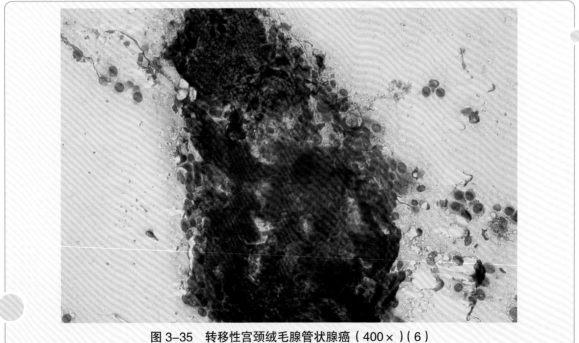

图 3-35　转移性宫颈绒毛腺管状腺癌（400×）（6）

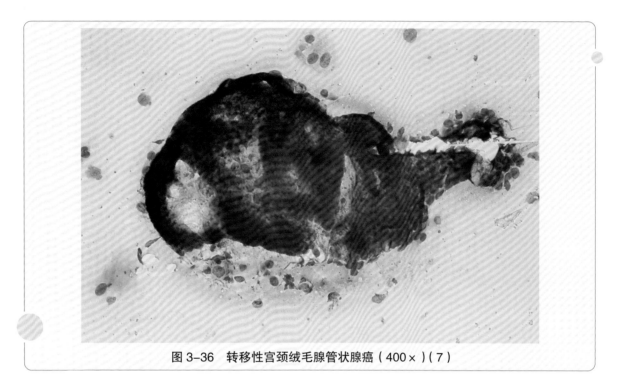

图 3-36　转移性宫颈绒毛腺管状腺癌（400×）（7）

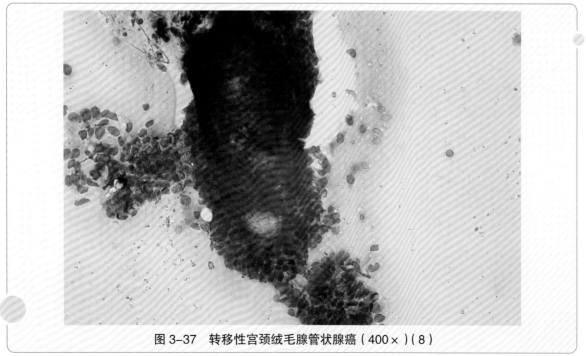

图 3-37　转移性宫颈绒毛腺管状腺癌（400×）（8）

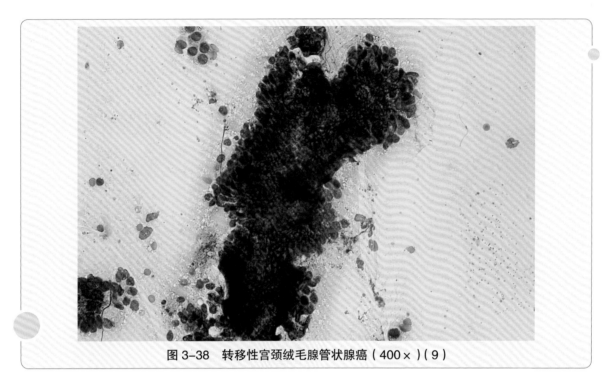

图 3-38 转移性宫颈绒毛腺管状腺癌（400×）（9）

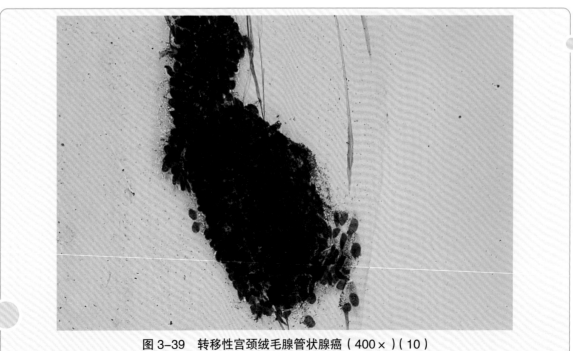

图 3-39 转移性宫颈绒毛腺管状腺癌（400×）（10）

第四节　急性髓系白血病肺浸润

可见髓系原始细胞，细胞中等大小，呈圆形或类圆形，细胞质较少，呈透明的天蓝色或深蓝色，部分可见少量颗粒；细胞核较大，呈圆形或类圆形，居中或稍偏位，呈淡紫红色，核染色质呈细颗粒状，核仁隐显不一（图3-40～图3-61）。

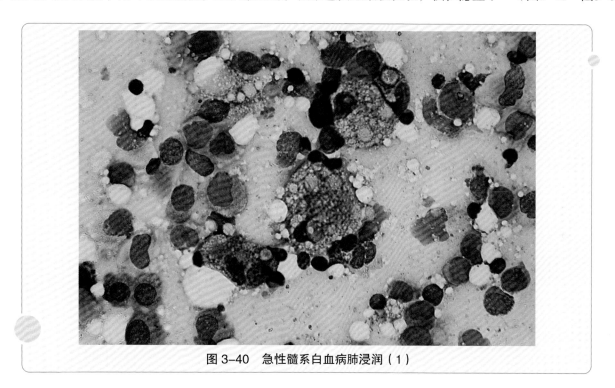

图 3-40　急性髓系白血病肺浸润（1）

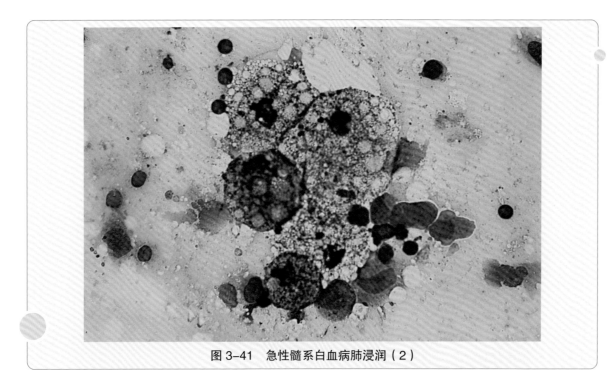

图 3-41　急性髓系白血病肺浸润（2）

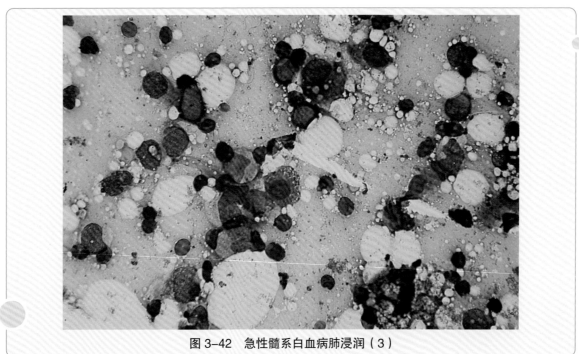

图 3-42　急性髓系白血病肺浸润（3）

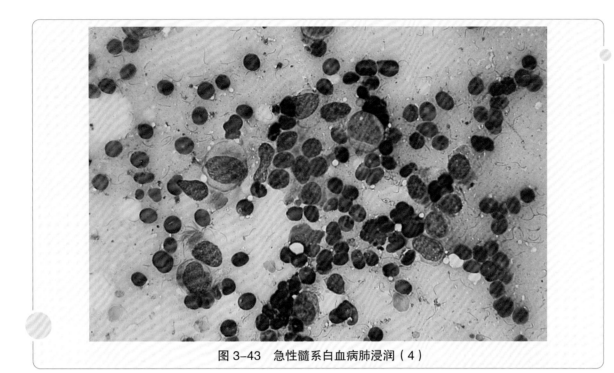

图 3-43　急性髓系白血病肺浸润（4）

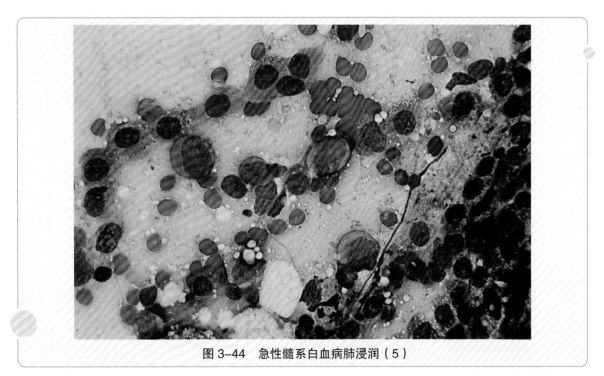

图 3-44　急性髓系白血病肺浸润（5）

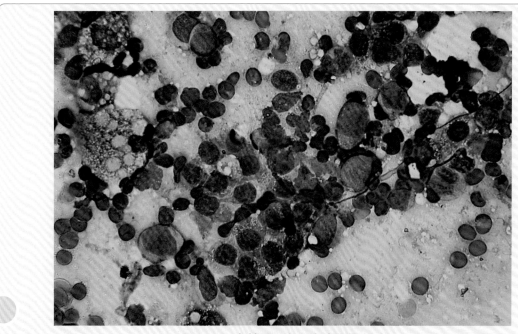

图 3-45 急性髓系白血病肺浸润（6）

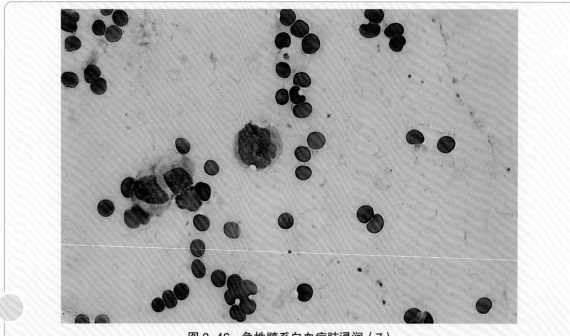

图 3-46 急性髓系白血病肺浸润（7）

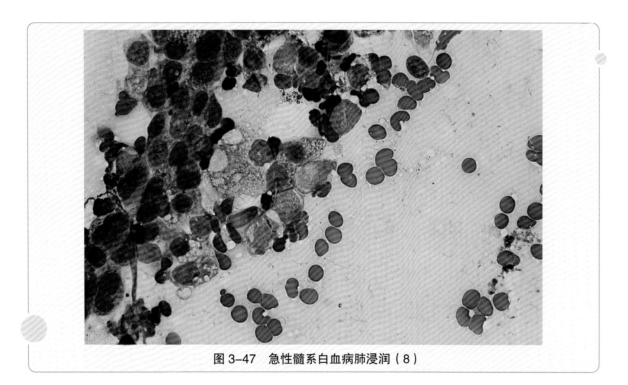

图 3-47　急性髓系白血病肺浸润（8）

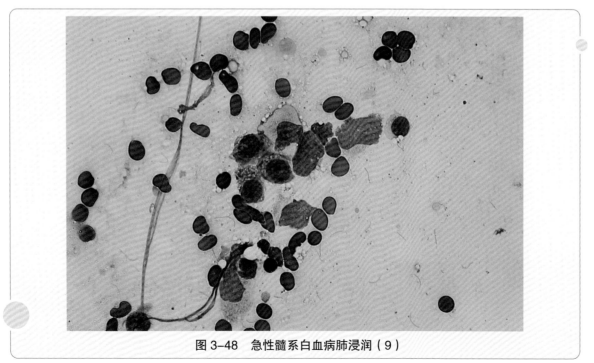

图 3-48　急性髓系白血病肺浸润（9）

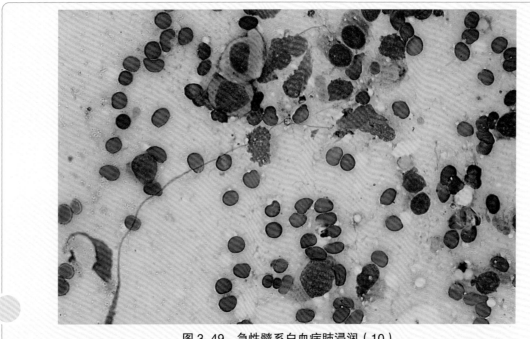

图 3-49 急性髓系白血病肺浸润（10）

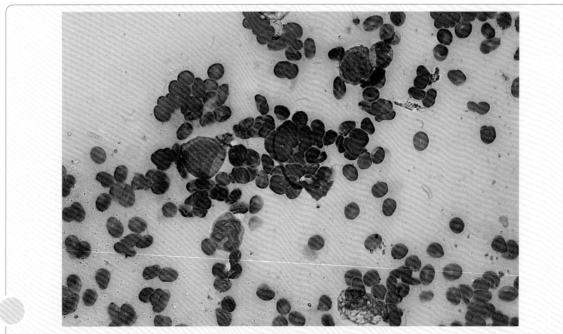

图 3-50 急性髓系白血病肺浸润（11）

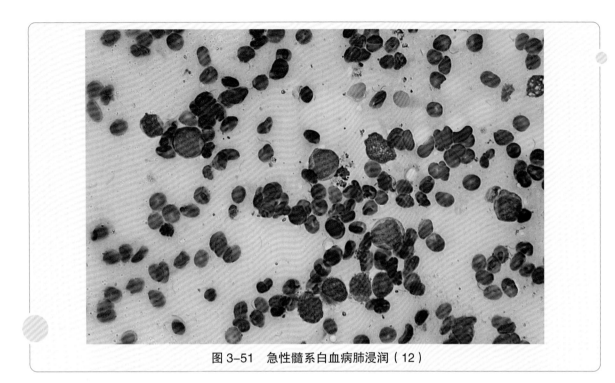

图 3-51　急性髓系白血病肺浸润（12）

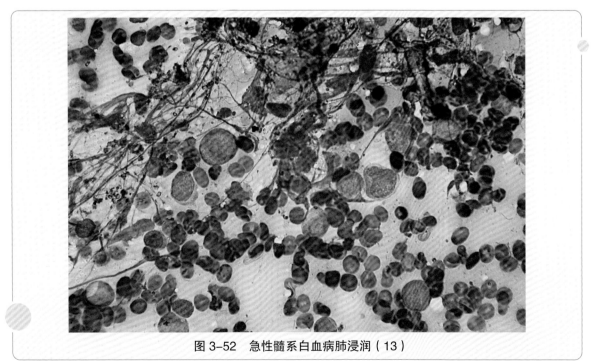

图 3-52　急性髓系白血病肺浸润（13）

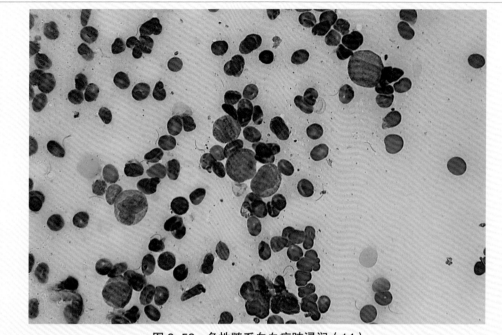

图 3-53　急性髓系白血病肺浸润（14）

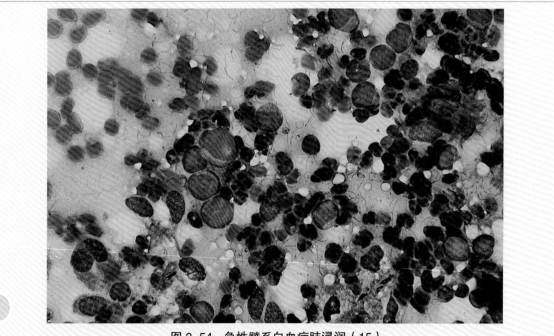

图 3-54　急性髓系白血病肺浸润（15）

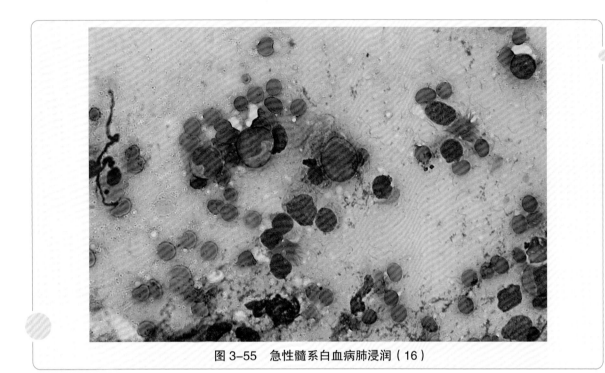

图 3-55 急性髓系白血病肺浸润（16）

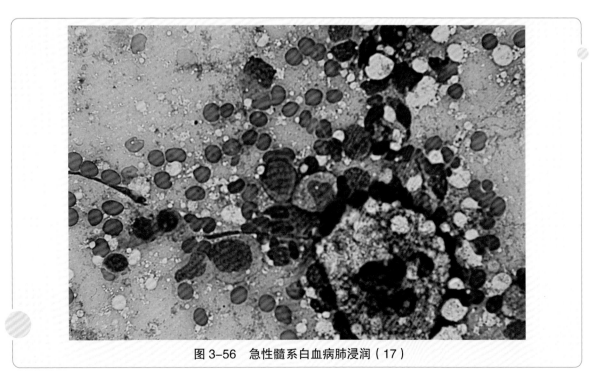

图 3-56 急性髓系白血病肺浸润（17）

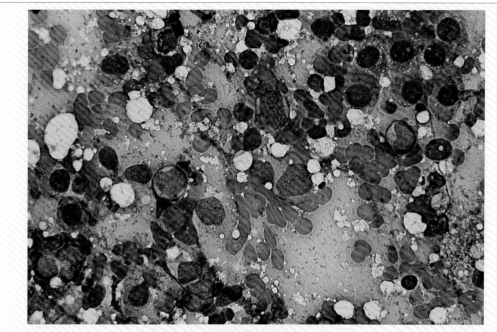

图 3-57 急性髓系白血病肺浸润（18）

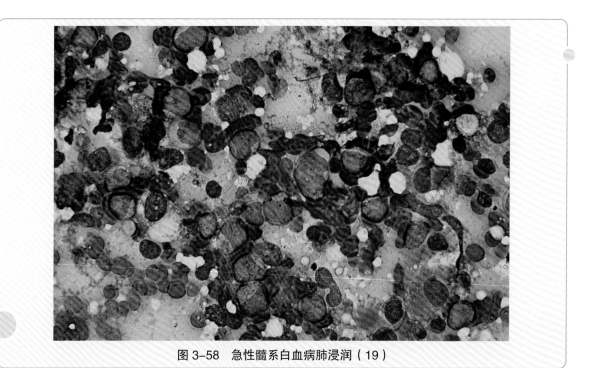

图 3-58 急性髓系白血病肺浸润（19）

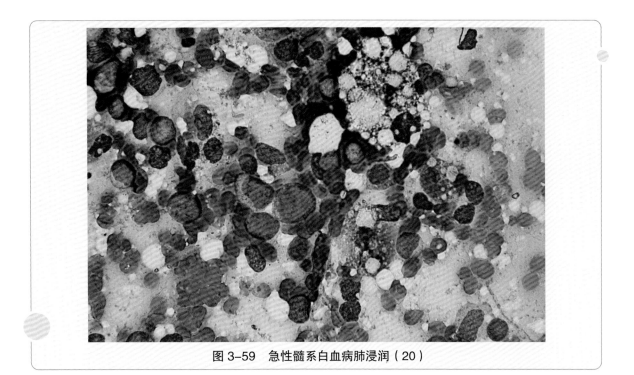

图 3-59　急性髓系白血病肺浸润（20）

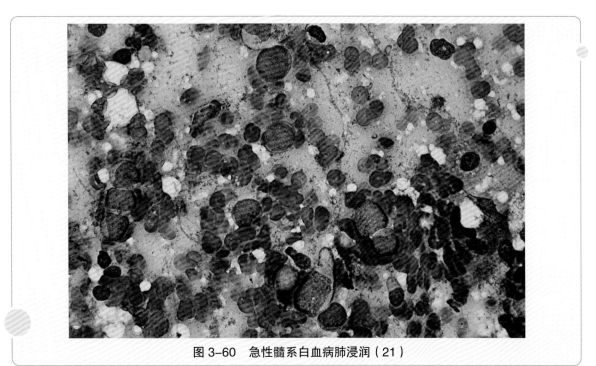

图 3-60　急性髓系白血病肺浸润（21）

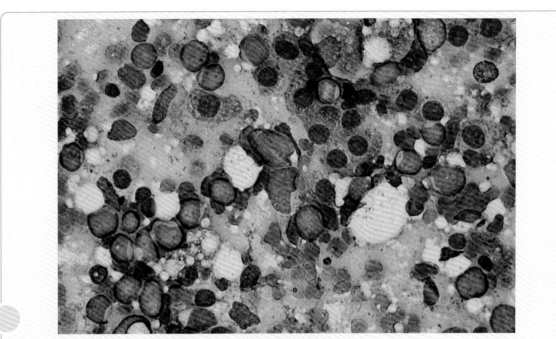

图 3-61　急性髓系白血病肺浸润（22）

第五节　弥漫性大B细胞淋巴瘤

属于大B细胞的肿瘤，瘤细胞核比正常的淋巴细胞大两倍，弥漫生长，细胞核呈卵圆形、圆形或多角形，核仁明显，细胞质少，可见多形性细胞核，部分形似霍奇金细胞（图3-62～图3-81）。

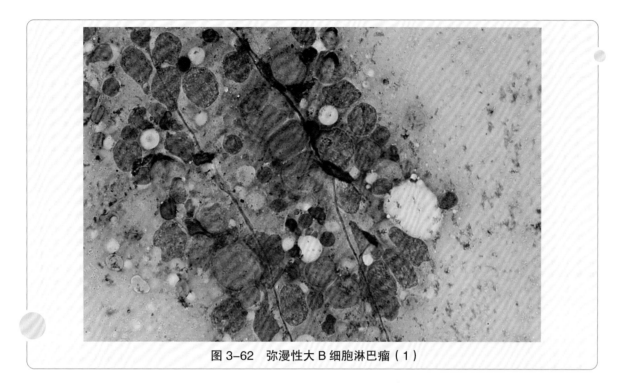

图 3-62　弥漫性大 B 细胞淋巴瘤（1）

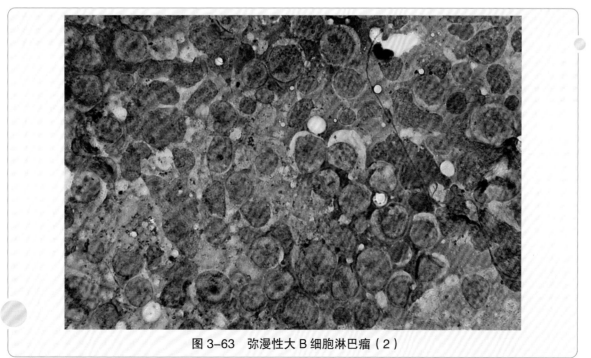

图 3-63　弥漫性大 B 细胞淋巴瘤（2）

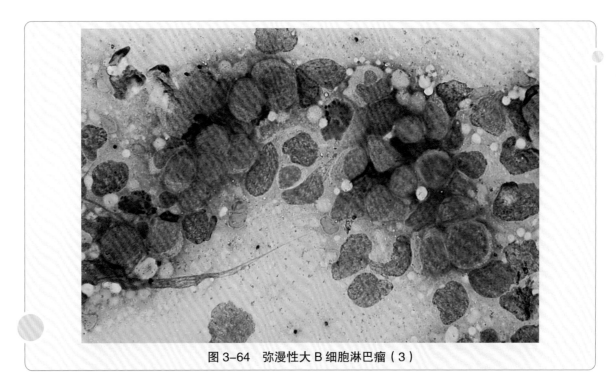

图 3-64 弥漫性大 B 细胞淋巴瘤（3）

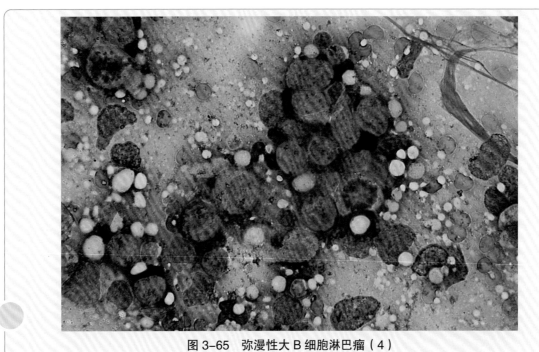

图 3-65 弥漫性大 B 细胞淋巴瘤（4）

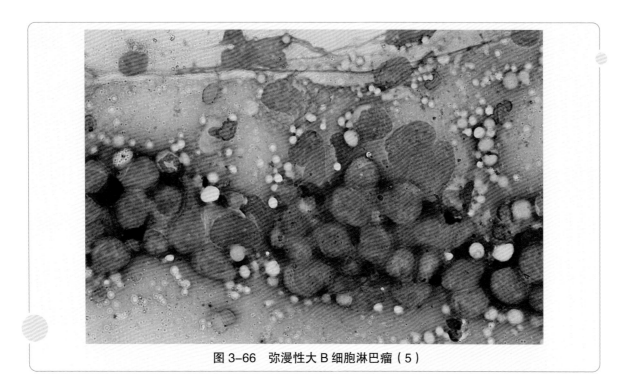

图 3-66　弥漫性大 B 细胞淋巴瘤（5）

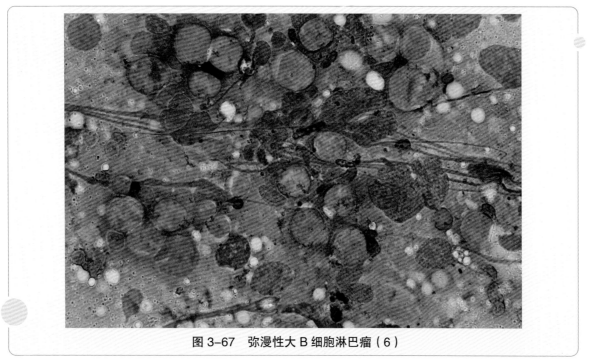

图 3-67　弥漫性大 B 细胞淋巴瘤（6）

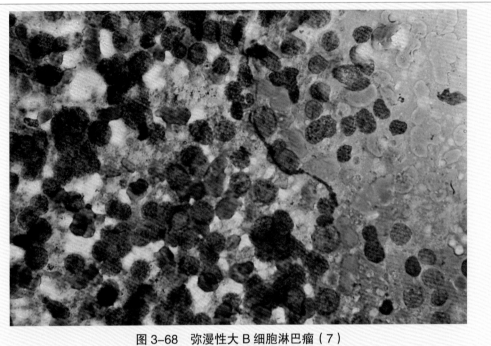

图 3-68　弥漫性大 B 细胞淋巴瘤（7）

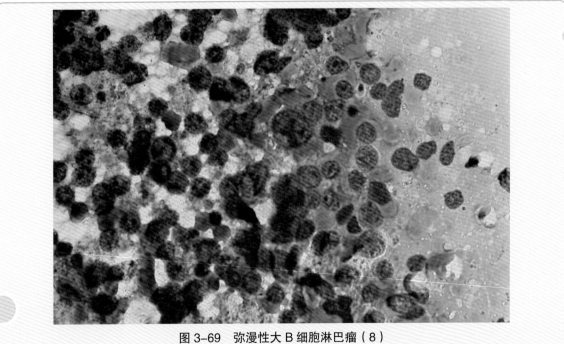

图 3-69　弥漫性大 B 细胞淋巴瘤（8）

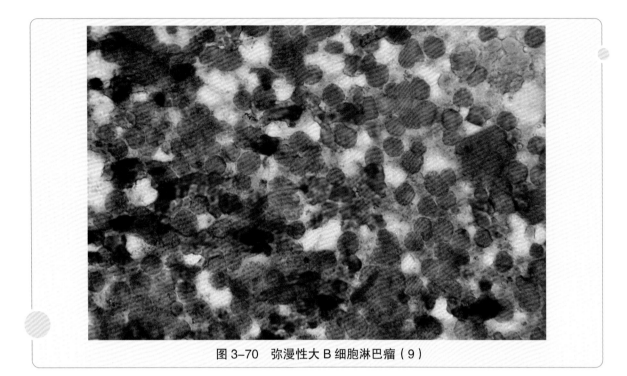

图 3-70　弥漫性大 B 细胞淋巴瘤（9）

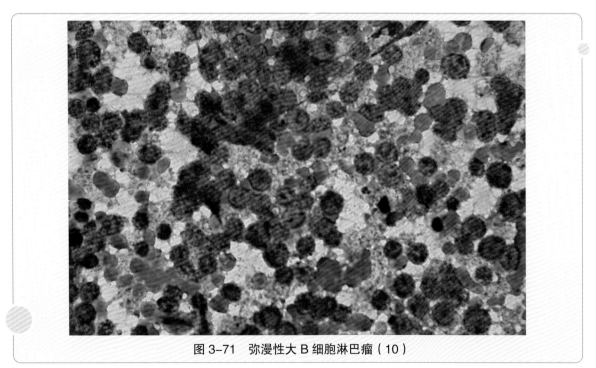

图 3-71　弥漫性大 B 细胞淋巴瘤（10）

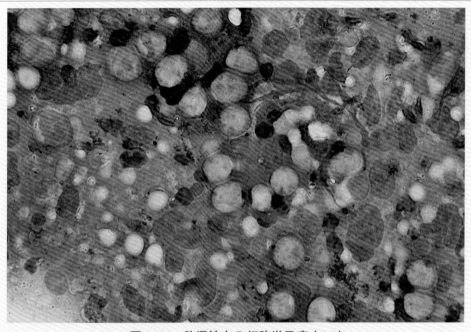

图 3-72 弥漫性大 B 细胞淋巴瘤（11）

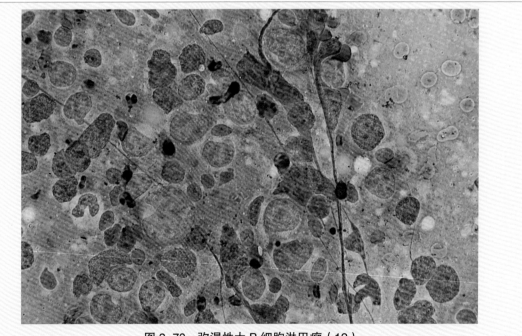

图 3-73 弥漫性大 B 细胞淋巴瘤（12）

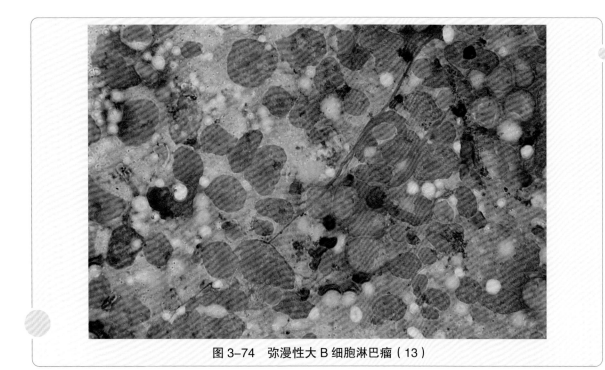

图 3-74　弥漫性大 B 细胞淋巴瘤（13）

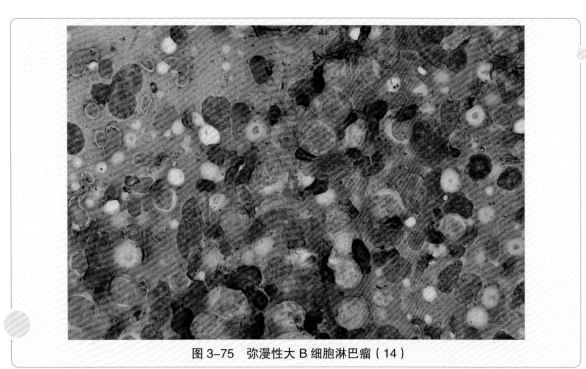

图 3-75　弥漫性大 B 细胞淋巴瘤（14）

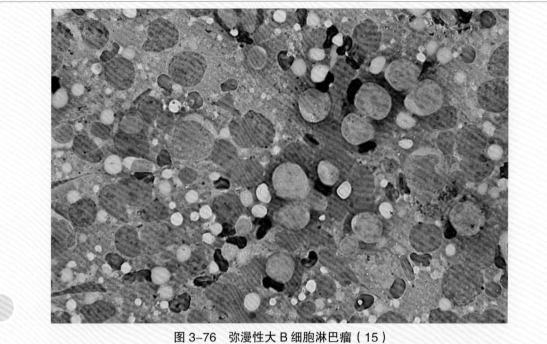

图 3-76　弥漫性大 B 细胞淋巴瘤（15）

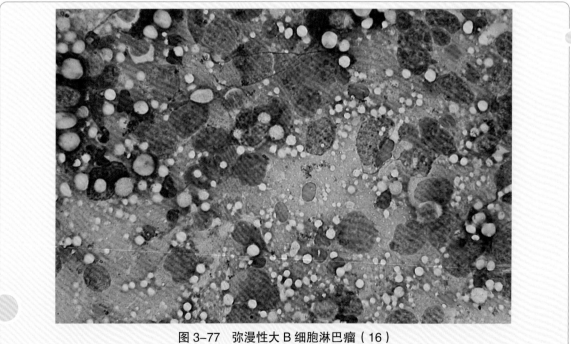

图 3-77　弥漫性大 B 细胞淋巴瘤（16）

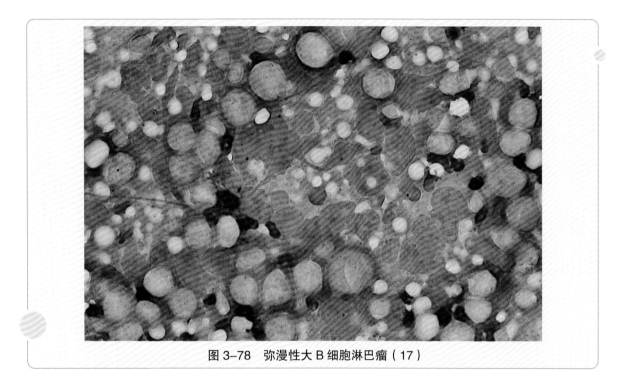

图 3-78　弥漫性大 B 细胞淋巴瘤（17）

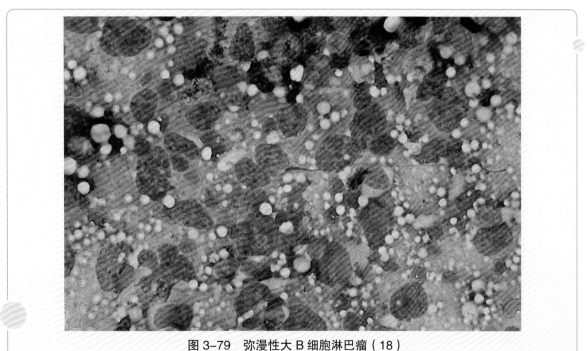

图 3-79　弥漫性大 B 细胞淋巴瘤（18）

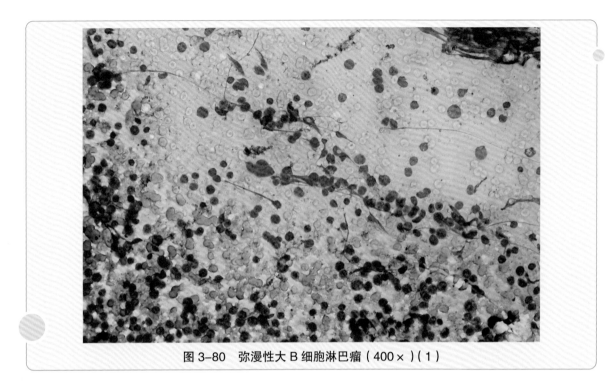

图 3-80 弥漫性大 B 细胞淋巴瘤（400×）（1）

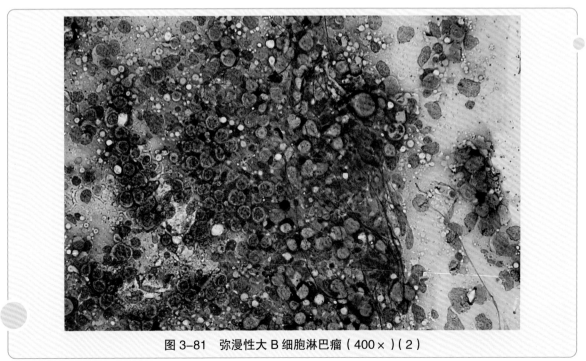

图 3-81 弥漫性大 B 细胞淋巴瘤（400×）（2）

第六节　套细胞淋巴瘤

套细胞淋巴瘤是一种小B细胞非霍奇金淋巴瘤，瘤细胞由小至中等大小，形态单一细胞组成，细胞质少，细胞核形态不规则，染色质浓集或较为分散，核仁不明显（图3-82～图3-89）。

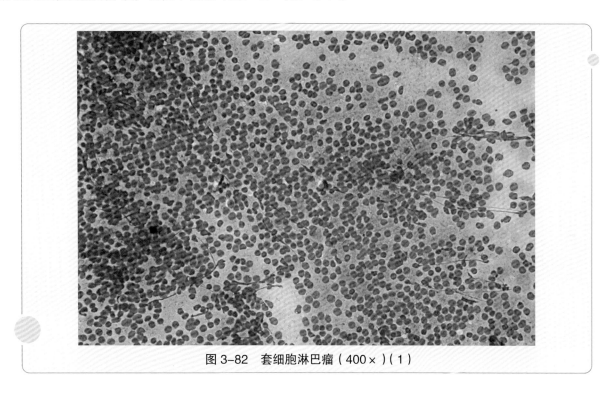

图 3-82　套细胞淋巴瘤（400×）（1）

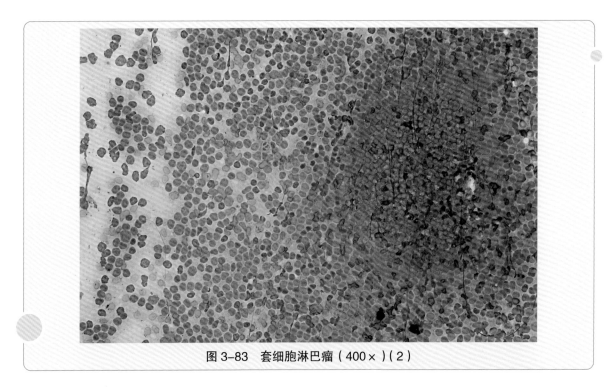

图 3-83　套细胞淋巴瘤（400×）（2）

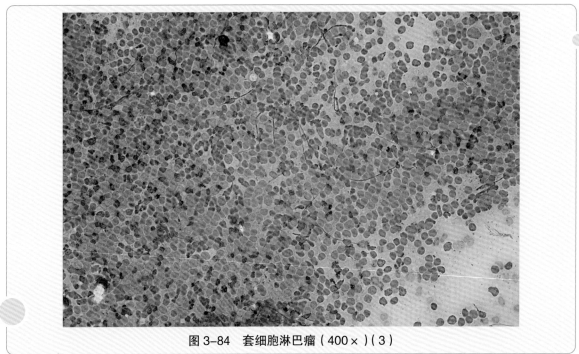

图 3-84　套细胞淋巴瘤（400×）（3）

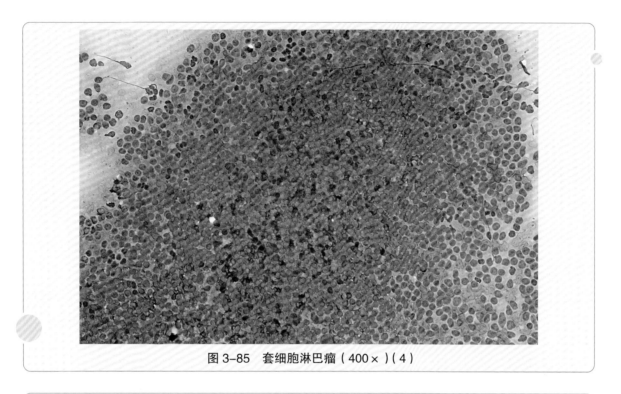

图 3-85　套细胞淋巴瘤（400×）（4）

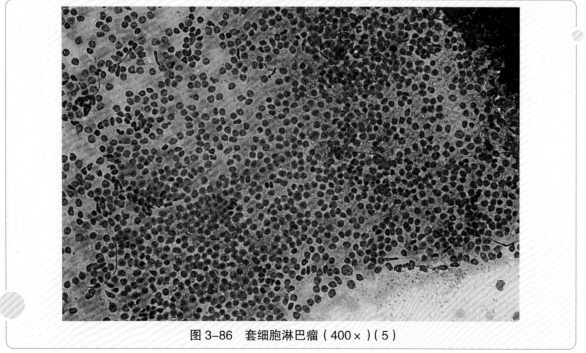

图 3-86　套细胞淋巴瘤（400×）（5）

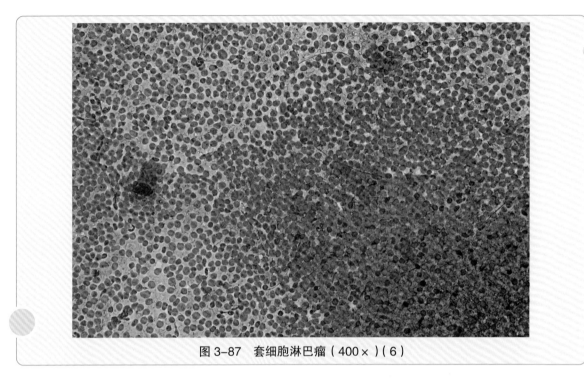

图 3-87　套细胞淋巴瘤（400×）（6）

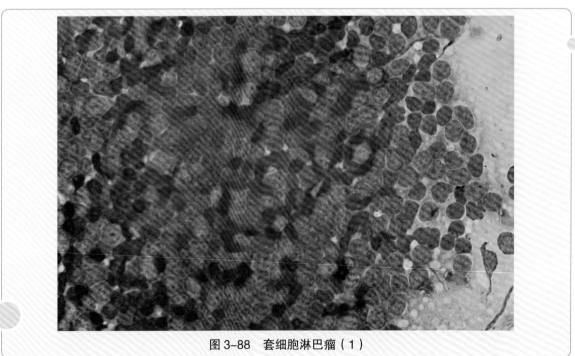

图 3-88　套细胞淋巴瘤（1）

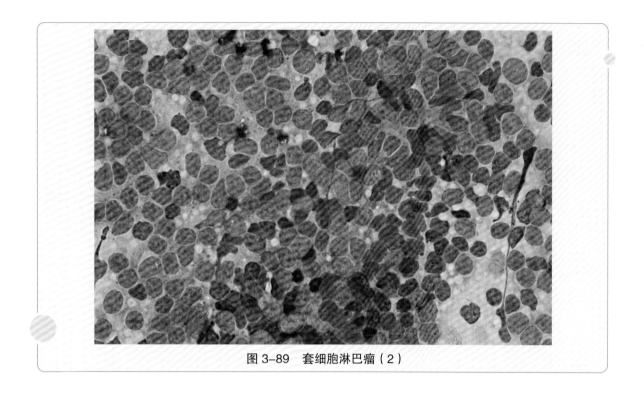

图 3-89　套细胞淋巴瘤（2）

第七节　黏膜相关淋巴组织结外边缘区淋巴瘤（MALT 淋巴瘤）

　　MALT淋巴瘤是原发于肺内淋巴组织的恶性淋巴瘤。低倍镜下以小至中等大小的淋巴样细胞弥漫性分布为特征，高倍镜下瘤细胞形如单核细胞样细胞和小淋巴细胞，也可伴有少许散在的免疫母细胞和中心母细胞，部分病例可见浆细胞分化（图3-90 ~ 图3-117）。

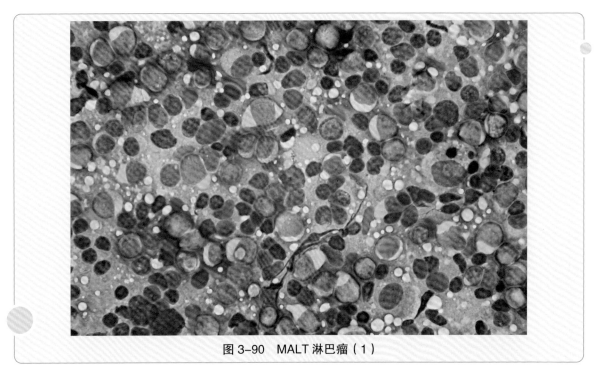

图 3-90　MALT 淋巴瘤（1）

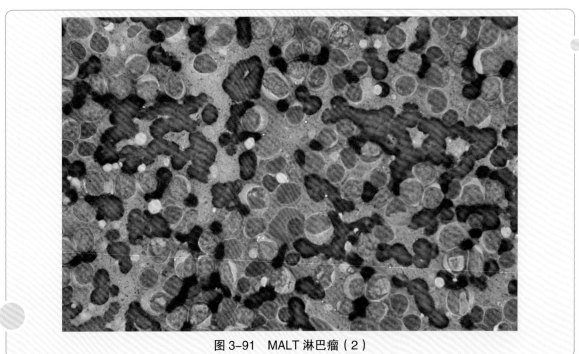

图 3-91　MALT 淋巴瘤（2）

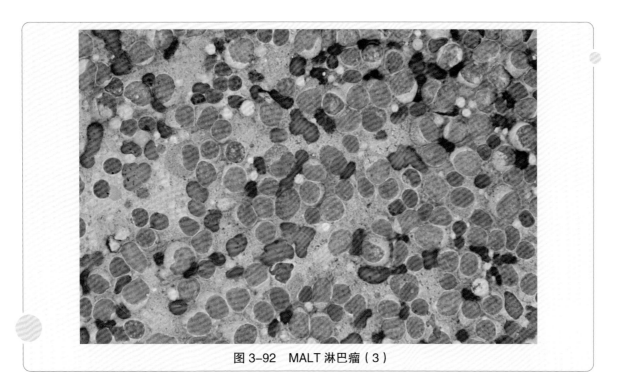

图 3-92　MALT 淋巴瘤（3）

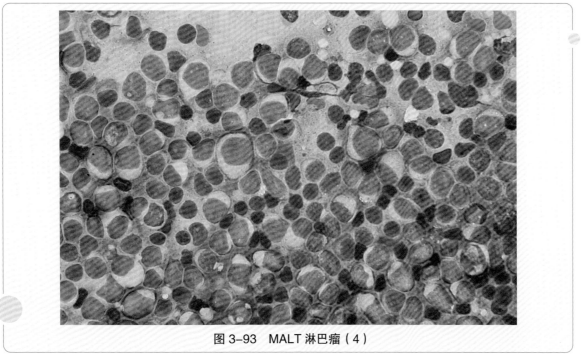

图 3-93　MALT 淋巴瘤（4）

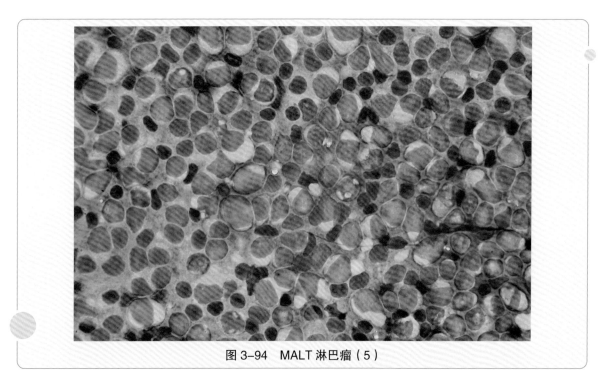

图 3-94　MALT 淋巴瘤（5）

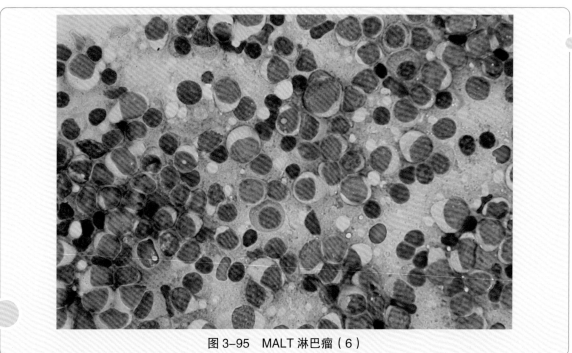

图 3-95　MALT 淋巴瘤（6）

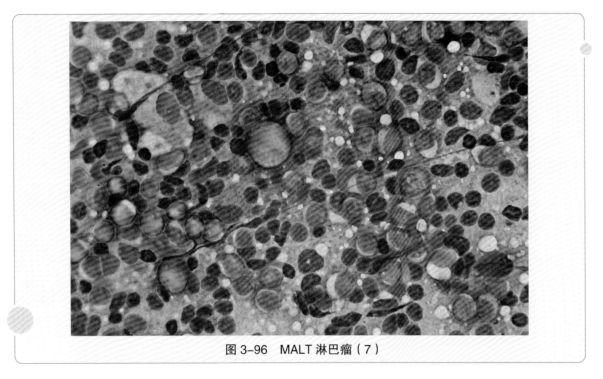

图 3-96　MALT 淋巴瘤（7）

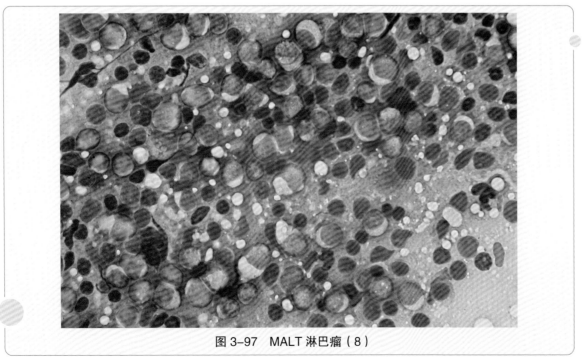

图 3-97　MALT 淋巴瘤（8）

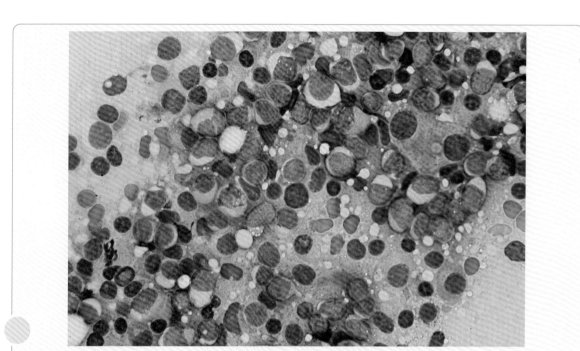

图 3-98　MALT 淋巴瘤（9）

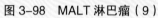

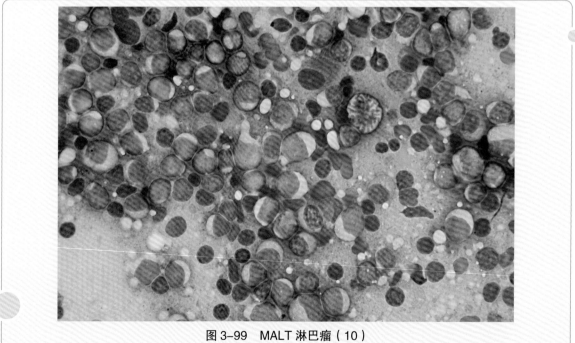

图 3-99　MALT 淋巴瘤（10）

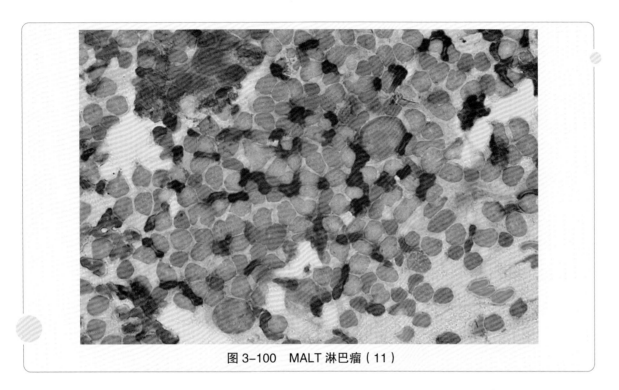

图 3-100 MALT 淋巴瘤（11）

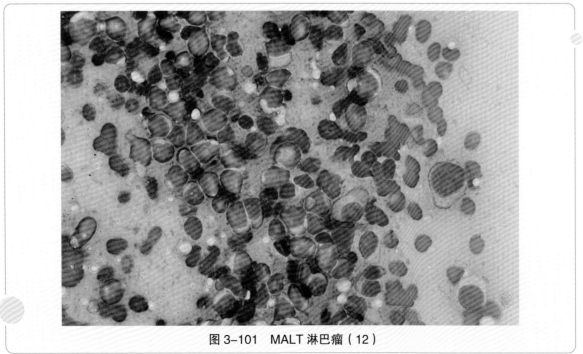

图 3-101 MALT 淋巴瘤（12）

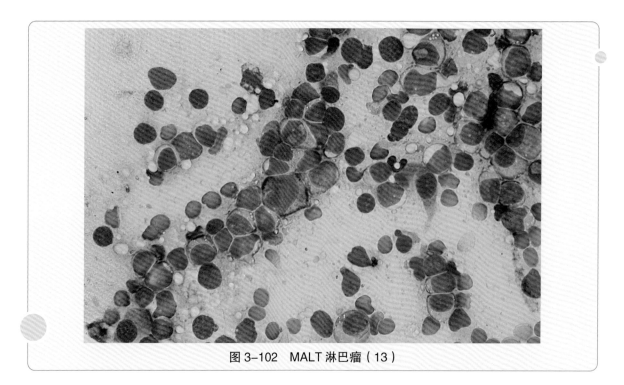

图 3-102 MALT 淋巴瘤（13）

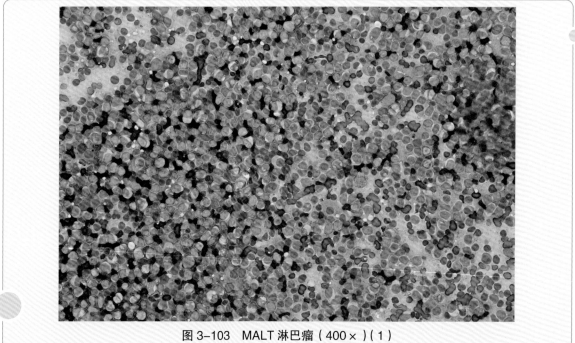

图 3-103 MALT 淋巴瘤（400×）（1）

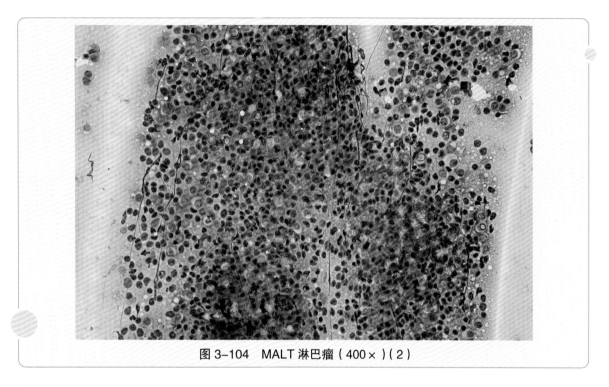

图 3-104　MALT 淋巴瘤（400×）（2）

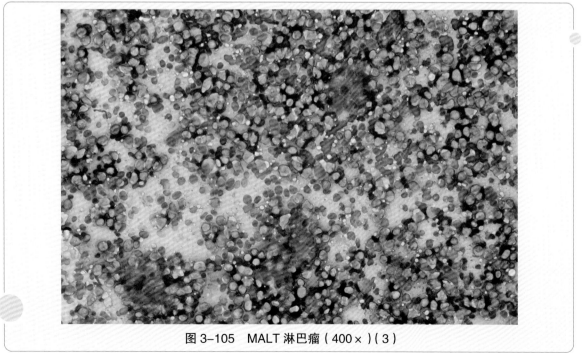

图 3-105　MALT 淋巴瘤（400×）（3）

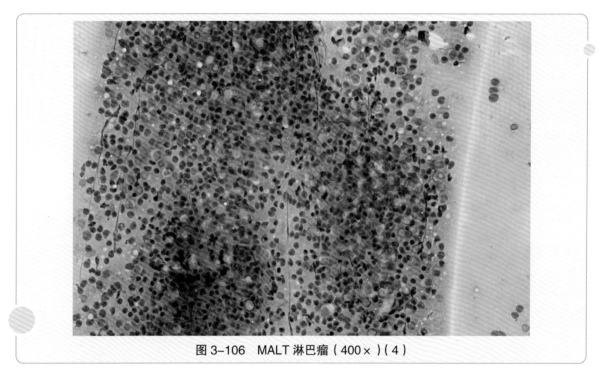

图 3-106 MALT 淋巴瘤（400×）（4）

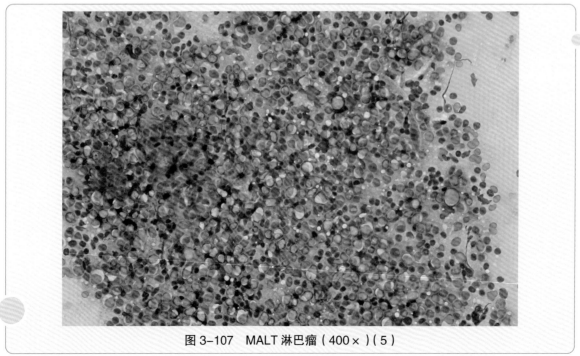

图 3-107 MALT 淋巴瘤（400×）（5）

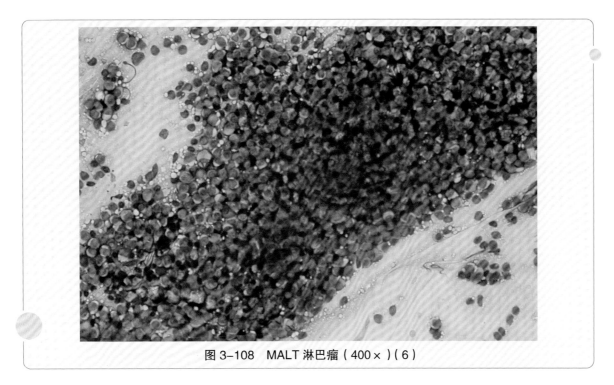

图 3-108 MALT 淋巴瘤（400×）（6）

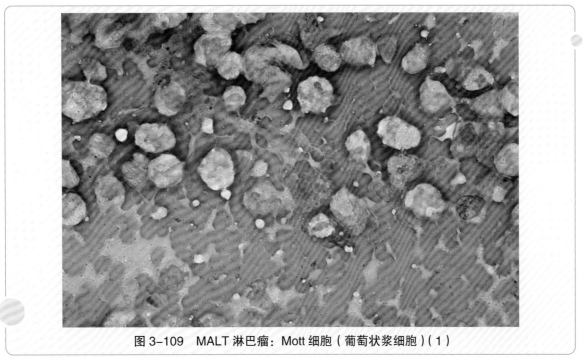

图 3-109 MALT 淋巴瘤：Mott 细胞（葡萄状浆细胞）（1）

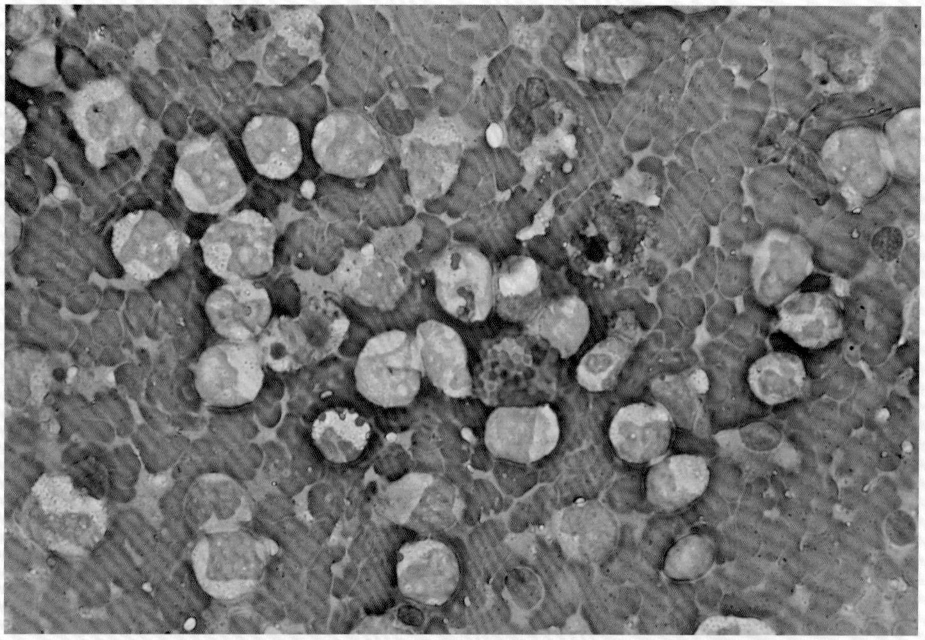

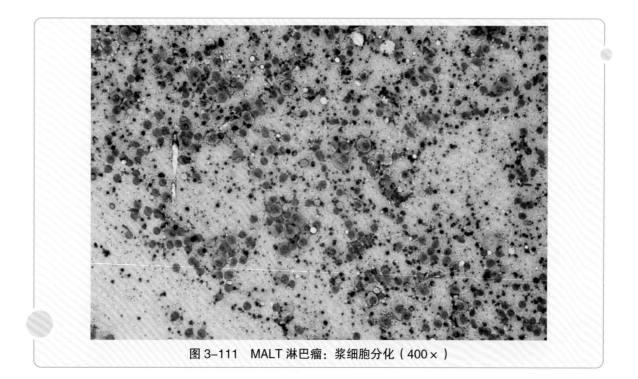

图 3-110　MALT 淋巴瘤：Mott 细胞（葡萄状浆细胞）（2）

图 3-111　MALT 淋巴瘤：浆细胞分化（400×）

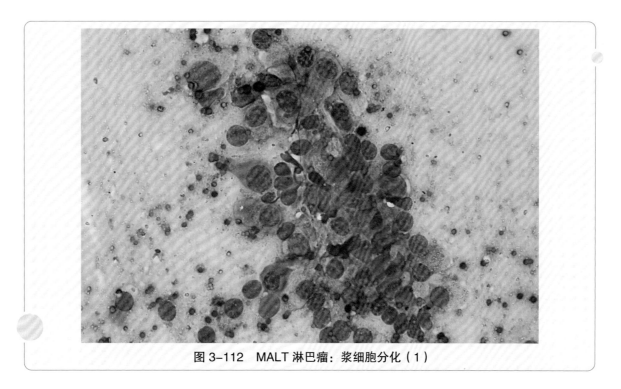

图 3-112　MALT 淋巴瘤：浆细胞分化（1）

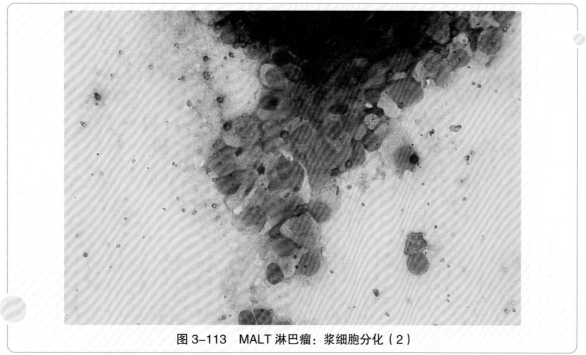

图 3-113　MALT 淋巴瘤：浆细胞分化（2）

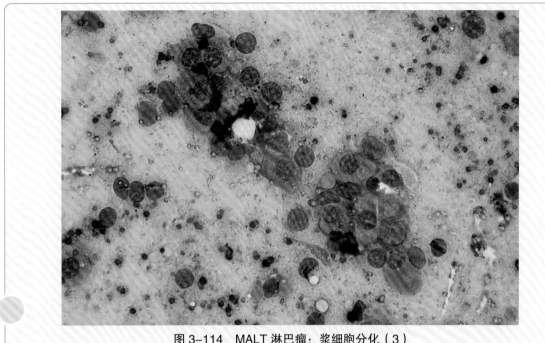

图 3-114　MALT 淋巴瘤：浆细胞分化（3）

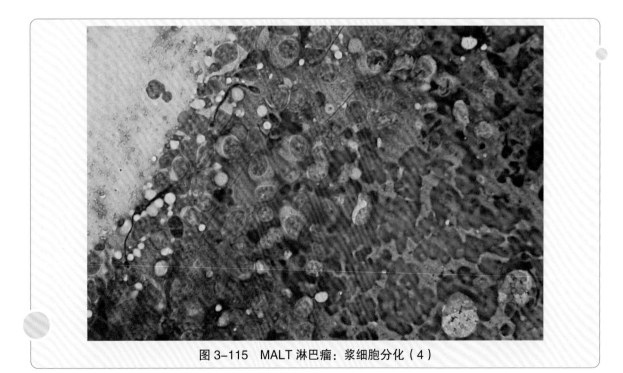

图 3-115　MALT 淋巴瘤：浆细胞分化（4）

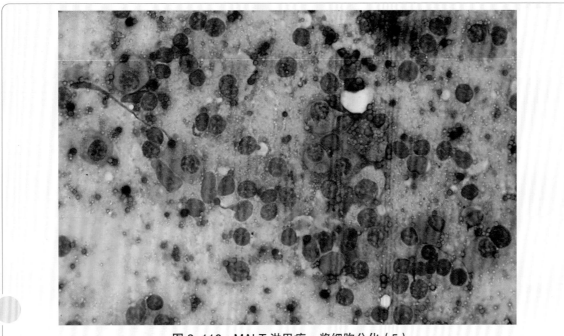

图 3-116 MALT 淋巴瘤：浆细胞分化（5）

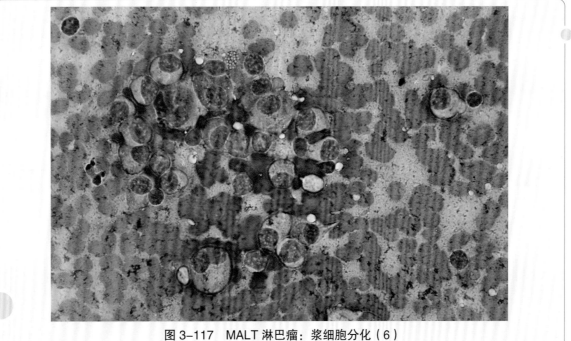

图 3-117 MALT 淋巴瘤：浆细胞分化（6）

第八节　转移性结肠腺癌

癌细胞多呈柱形或杯状，细胞核呈圆形或椭圆形，细胞核深染，大小不一，细胞质内可见大量黏液（图3-118～图3-128）。

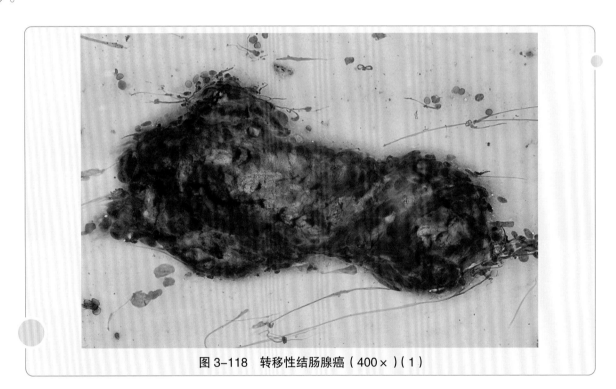

图 3-118　转移性结肠腺癌（400×）（1）

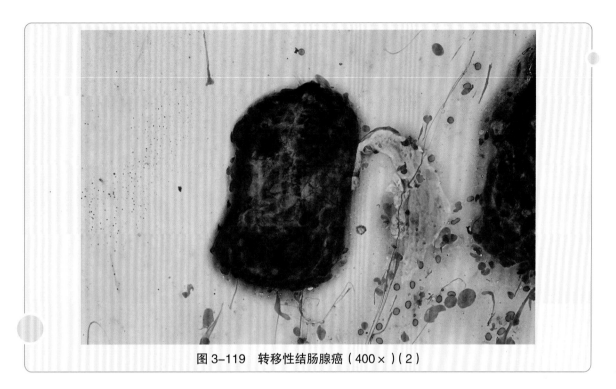

图 3-119　转移性结肠腺癌（400×）（2）

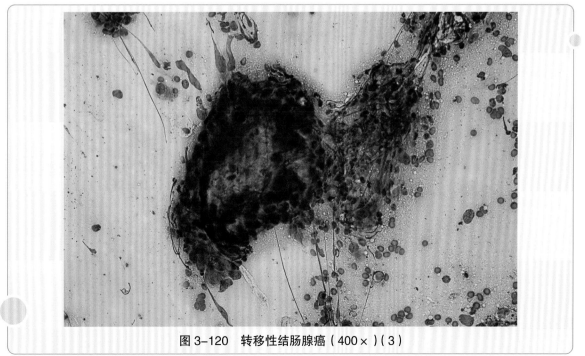

图 3-120　转移性结肠腺癌（400×）（3）

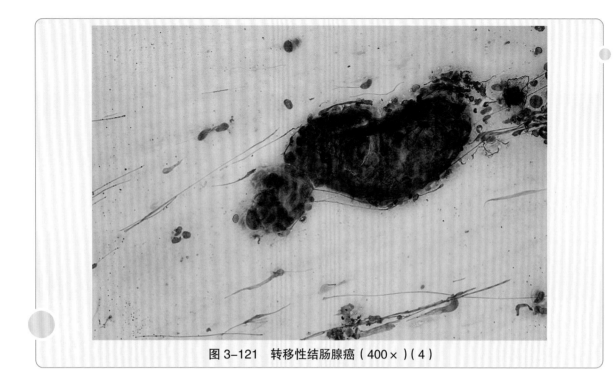

图 3-121　转移性结肠腺癌（400×）（4）

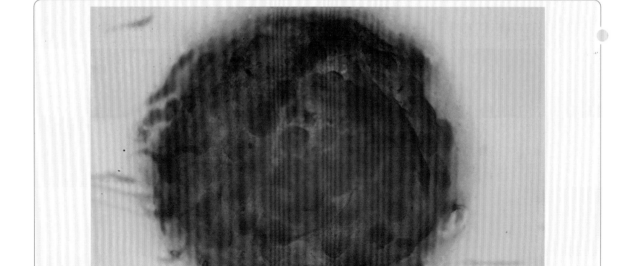

图 3-122　转移性结肠腺癌（1）

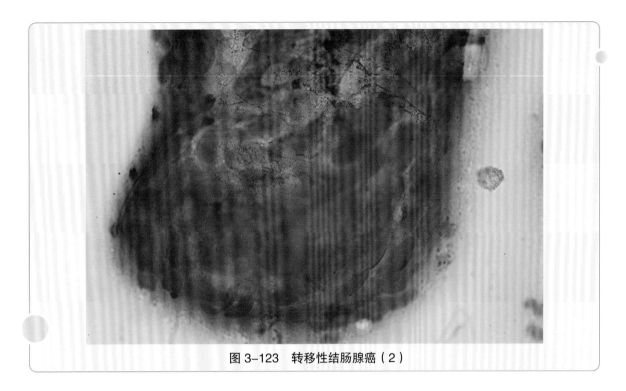

图 3-123 转移性结肠腺癌（2）

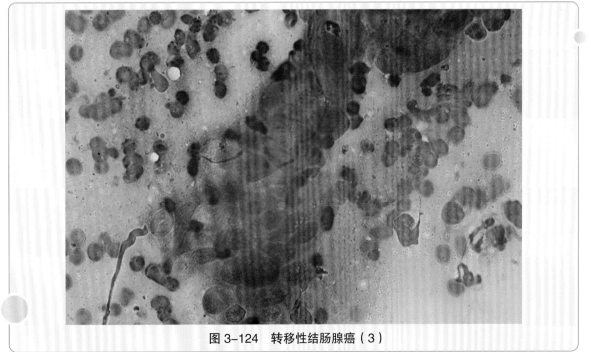

图 3-124 转移性结肠腺癌（3）

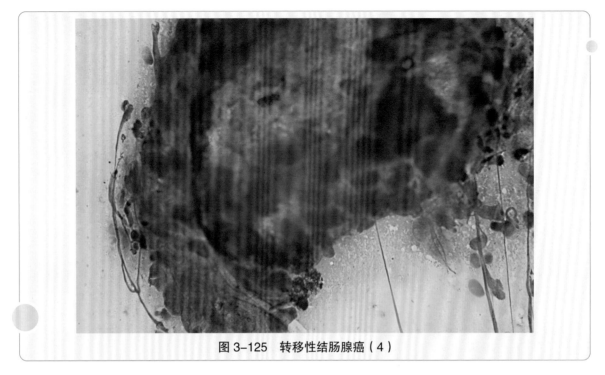

图 3-125 转移性结肠腺癌（4）

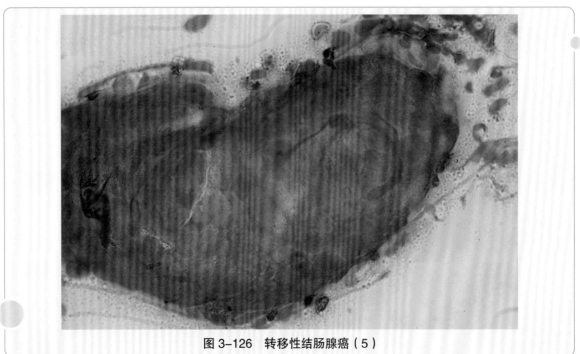

图 3-126 转移性结肠腺癌（5）

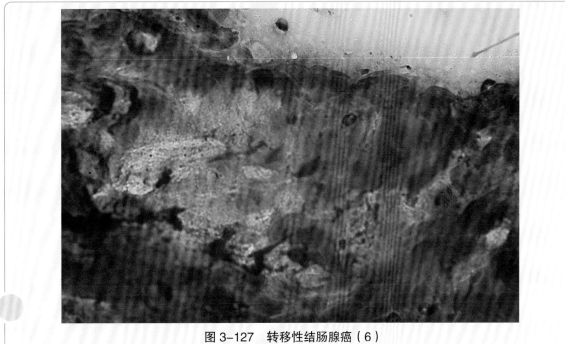

图 3-127　转移性结肠腺癌（6）

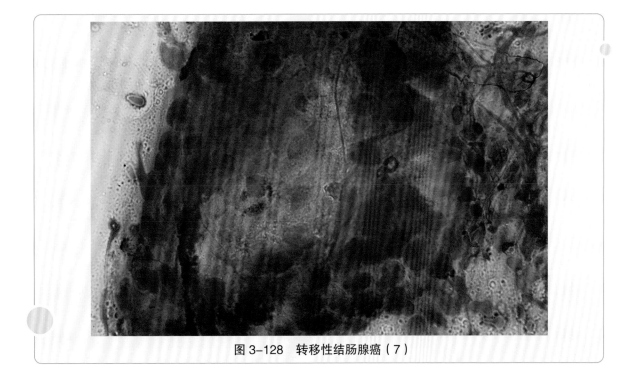

图 3-128　转移性结肠腺癌（7）

第九节 上皮型间皮瘤

癌细胞形态基本一致，相对较小，呈立方状、多边形，细胞核多呈圆形（图3-129~图3-146）。

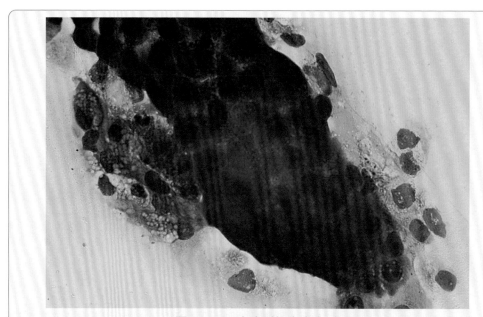

图 3-129 上皮型间皮瘤（1）

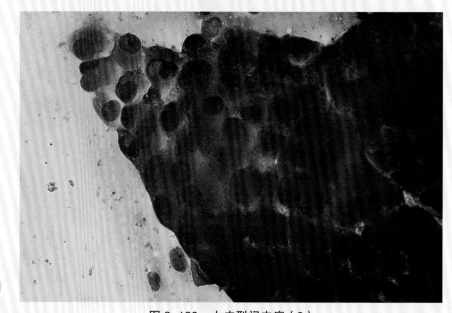

图 3-130 上皮型间皮瘤（2）

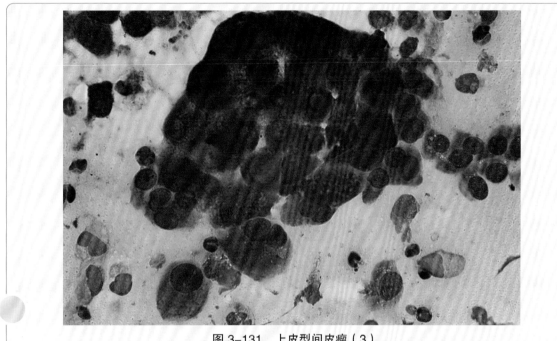

图 3-131　上皮型间皮瘤（3）

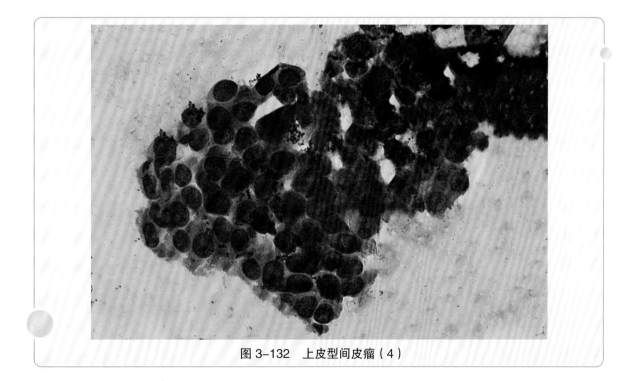

图 3-132　上皮型间皮瘤（4）

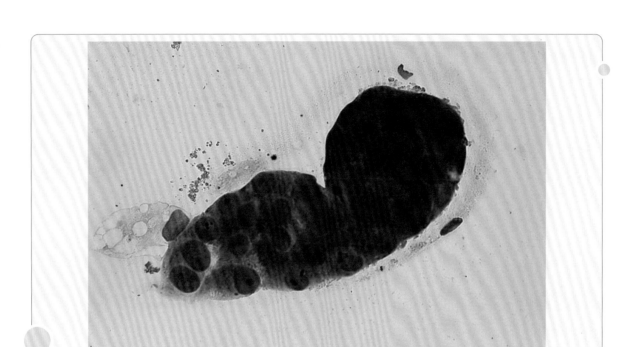

图 3-133　上皮型间皮瘤（5）

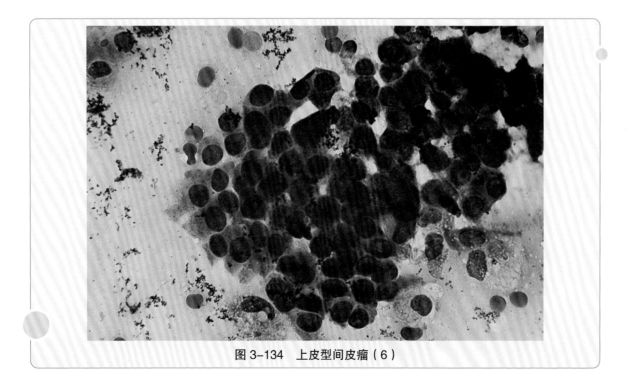

图 3-134　上皮型间皮瘤（6）

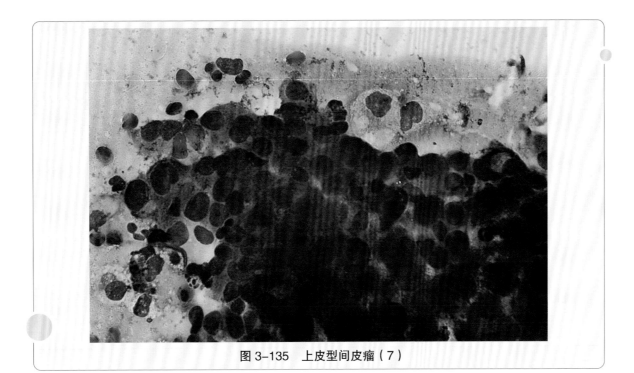

图 3-135　上皮型间皮瘤（7）

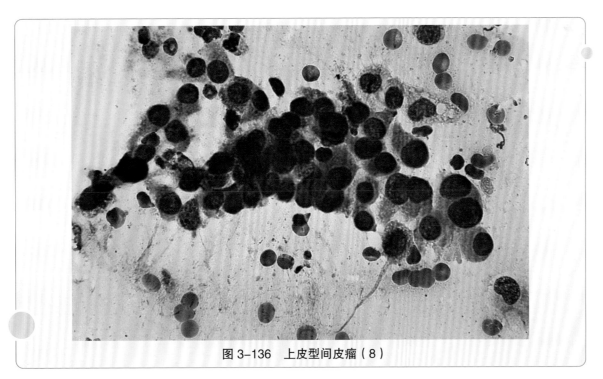

图 3-136　上皮型间皮瘤（8）

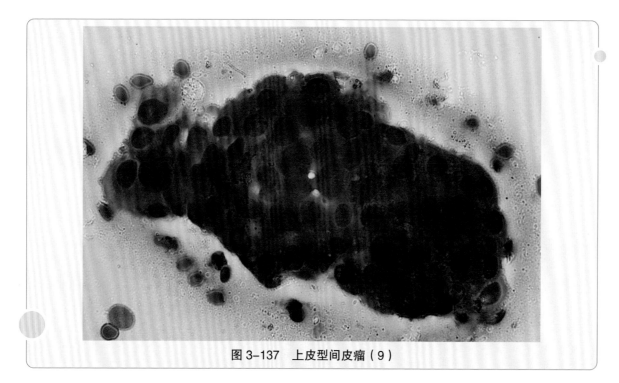

图 3-137 上皮型间皮瘤（9）

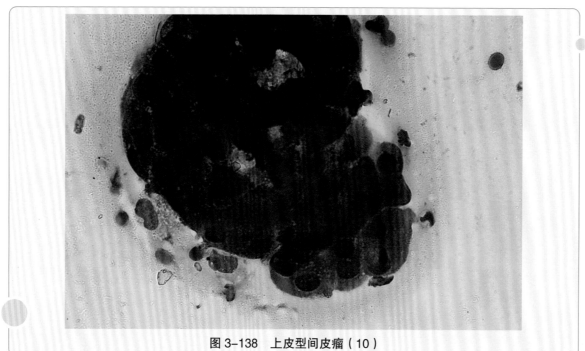

图 3-138 上皮型间皮瘤（10）

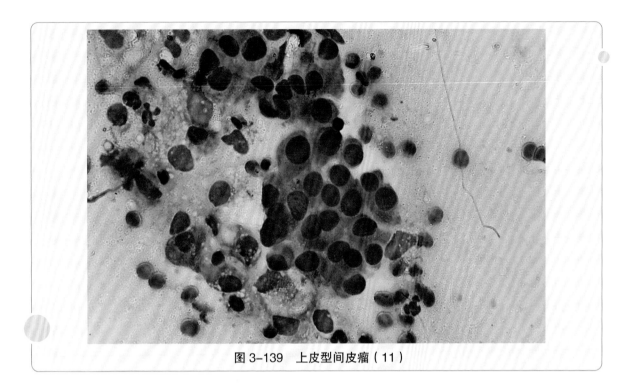

图 3-139　上皮型间皮瘤（11）

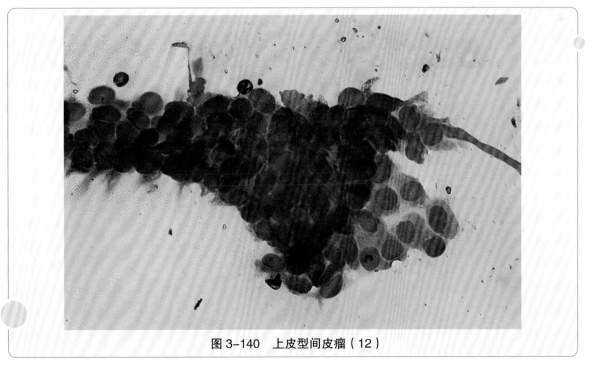

图 3-140　上皮型间皮瘤（12）

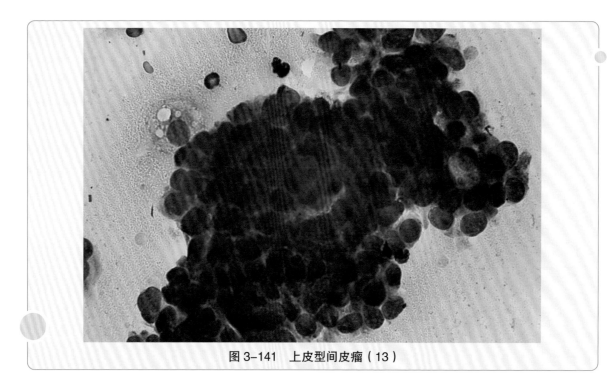

图 3-141 上皮型间皮瘤（13）

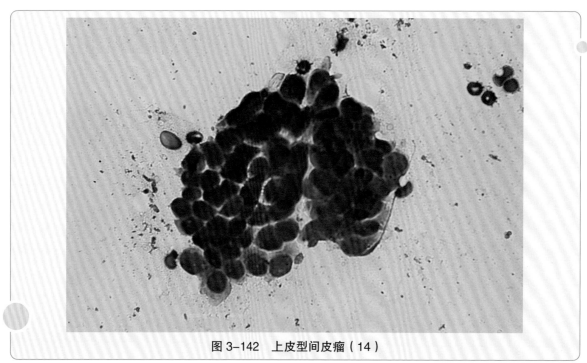

图 3-142 上皮型间皮瘤（14）

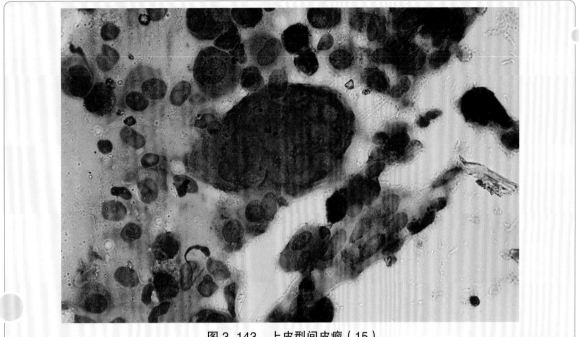

图 3-143　上皮型间皮瘤（15）

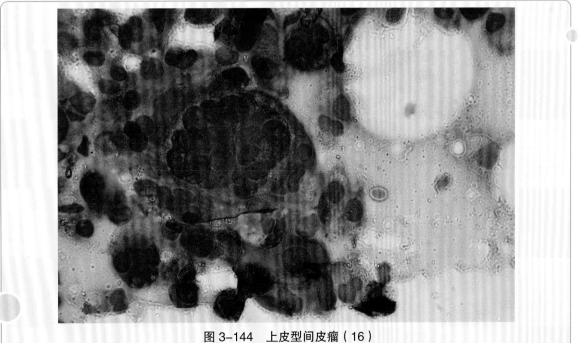

图 3-144　上皮型间皮瘤（16）

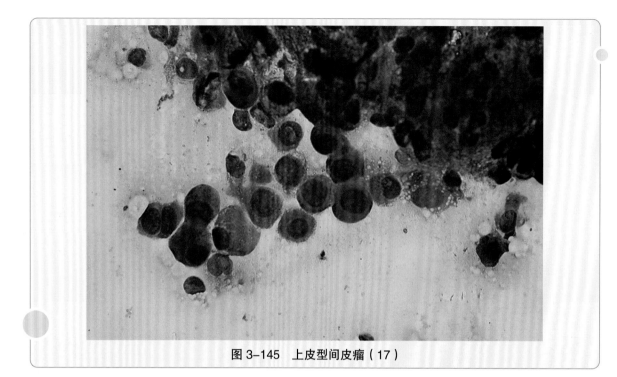

图 3-145 上皮型间皮瘤（17）

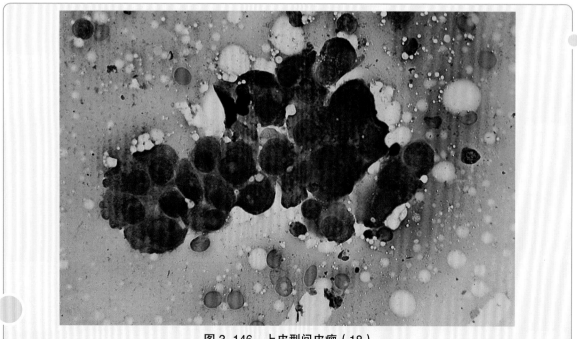

图 3-146 上皮型间皮瘤（18）

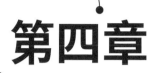

第四章

肺脏少见病的
ROSE 组学特征

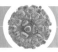
第四章 肺脏少见病的 ROSE 组学特征

第一节　肺泡蛋白沉积症

　　肺泡蛋白沉积症（pulmonary alveolar proteinosis,PAP）又称肺泡脂蛋白沉积症，是一种以肺泡腔内大量磷脂蛋白样肺泡表面活性物质聚集和肺泡巨噬细胞功能障碍为特征的综合征，可导致隐性发作的进行性呼吸困难、低氧性呼吸衰竭、继发感染和肺纤维化。根据病因可分为先天性、免疫性及继发性。先天性为常染色体隐性遗传性疾病，由于编码肺泡表面活性物质基因突变或粒细胞-巨噬细胞集落刺激因子（GM-CSF）受体基因突变引起，导致肺泡表面蛋白合成紊乱。自身免疫性（获得性）PAP是由于患者体内GM-CSF自身抗体水平升高引起，此抗体阻断了巨噬细胞清除表面活性物质，导致肺泡表面活性物质堆积；继发性PAP是由各种潜在条件引起的，如血液病、感染或吸入有毒物质等。PAP主要发病机制是肺泡巨噬细胞中GM-CSF依赖性胆固醇清除率降低，进而损害肺泡表面活性剂的清除率。ROSE光镜下可见粉染颗粒状或云絮状的蛋白样物质，诊断PAP需特染显示PAS呈阳性，淀粉酶消化后PAS呈阳性，黏液卡红呈阴性（图4-1～图4-9）。

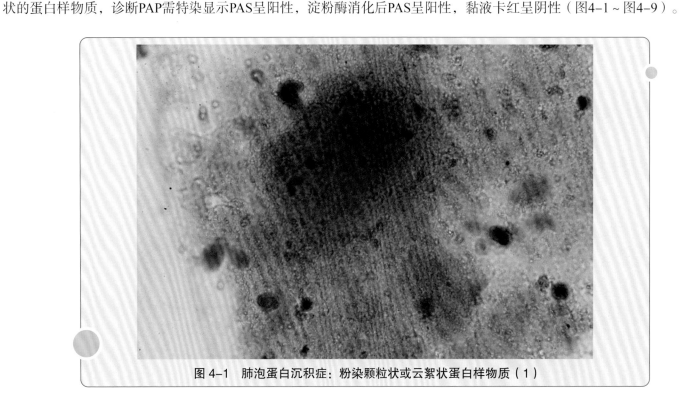

图 4-1　肺泡蛋白沉积症：粉染颗粒状或云絮状蛋白样物质（1）

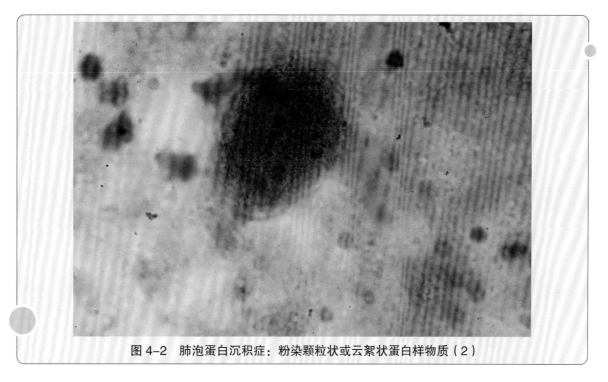

图 4-2　肺泡蛋白沉积症：粉染颗粒状或云絮状蛋白样物质（2）

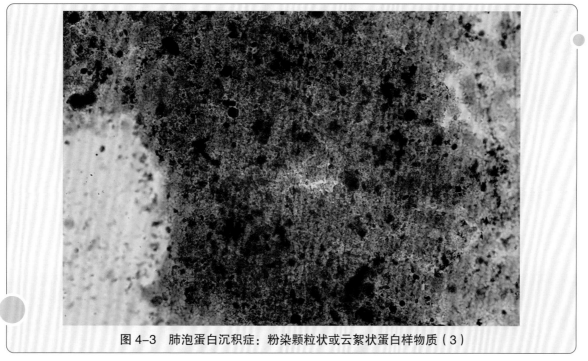

图 4-3　肺泡蛋白沉积症：粉染颗粒状或云絮状蛋白样物质（3）

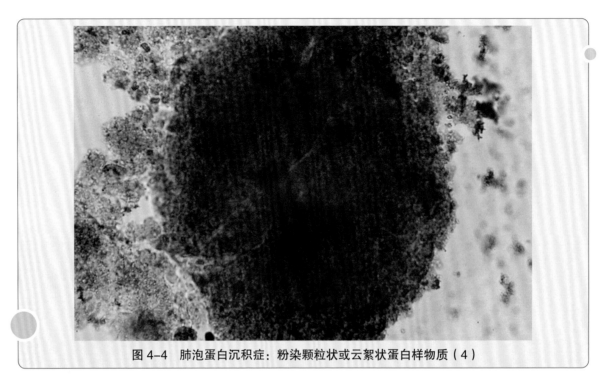

图 4-4 肺泡蛋白沉积症：粉染颗粒状或云絮状蛋白样物质（4）

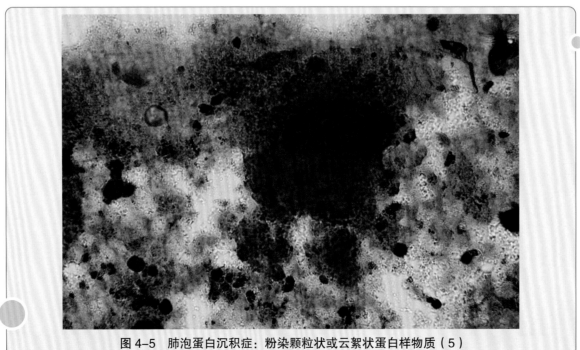

图 4-5 肺泡蛋白沉积症：粉染颗粒状或云絮状蛋白样物质（5）

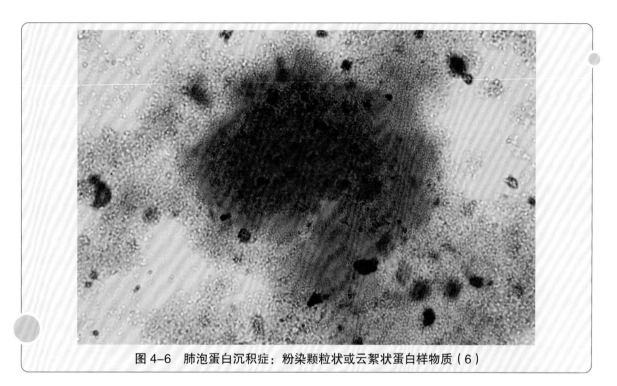

图 4-6　肺泡蛋白沉积症：粉染颗粒状或云絮状蛋白样物质（6）

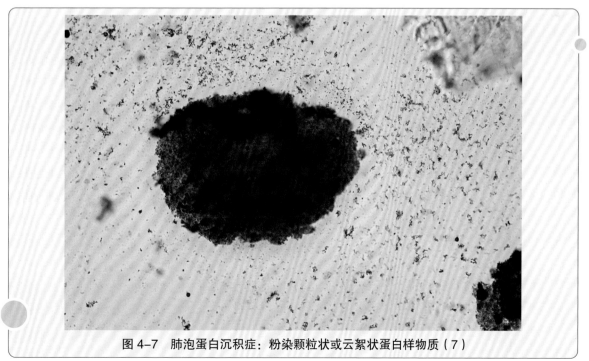

图 4-7　肺泡蛋白沉积症：粉染颗粒状或云絮状蛋白样物质（7）

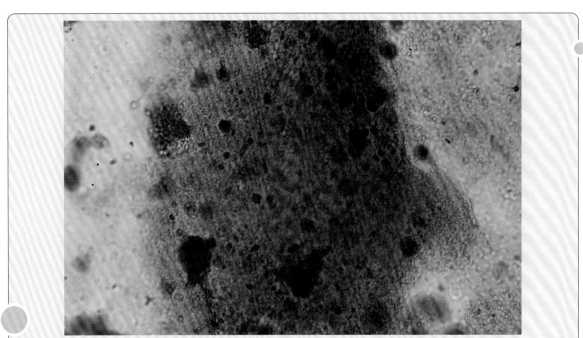

图 4-8 肺泡蛋白沉积症：粉染颗粒状或云絮状蛋白样物质（8）

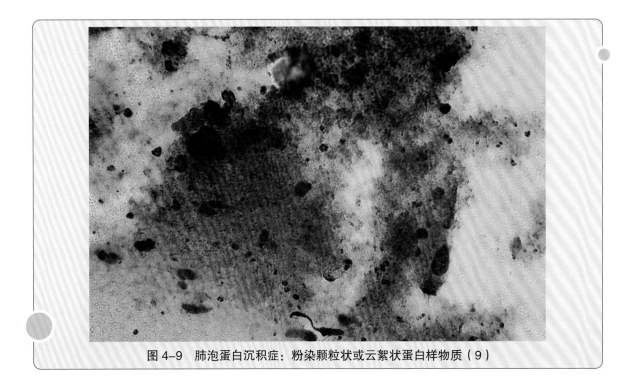

图 4-9 肺泡蛋白沉积症：粉染颗粒状或云絮状蛋白样物质（9）

第二节　肺淀粉样物质沉积症

　　淀粉样物质沉积症(amyloidosis)又称淀粉样变，是由包括肺在内的各种组织中的自体蛋白质错误折叠及其细胞外原纤维沉积引起的一组表现各异的罕见临床综合征。根据病因可分为原发性和继发性（常继发于慢性疾病如结核、结缔组织疾病、肿瘤和浆细胞骨髓瘤等）。肺淀粉样变性可表现为三种不同形式：①结节性肺淀粉样变：淀粉样变在肺内呈结节状瘤样肿块；②弥漫性肺泡间隔淀粉样变性：病变呈弥漫性累及肺间质及肺泡间隔毛细血管基底膜，使血管及肺泡间隔增厚；③气管支气管淀粉样变性：淀粉样物质沉积在气管支气管黏膜，可伴有钙化、软骨化和骨化，气管支气管壁不规则增厚，隆起突向管腔，管腔狭窄。ROSE光镜下可见淀粉样物质为致密无定形、云絮状嗜氰物质聚集；淀粉样物对甲紫、结晶紫具有异染性，刚果红染色在偏光显微镜下具有双折光性，即在偏光暗视野下，呈苹果绿色，在明视野下呈橘红色（图4-10～图4-28）。

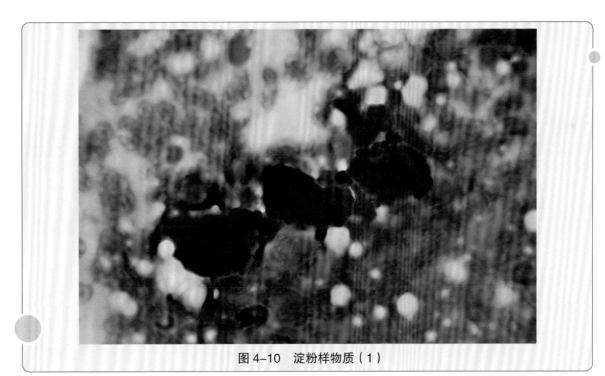

图 4-10　淀粉样物质（1）

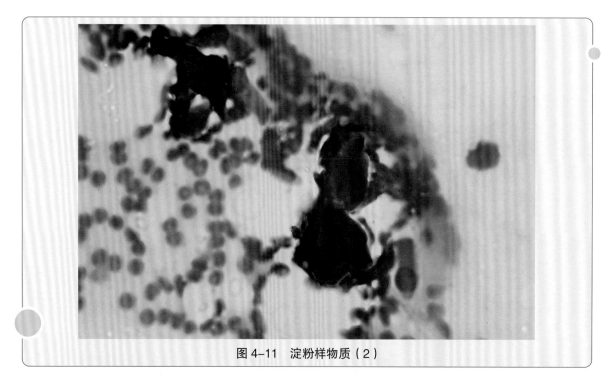

图 4-11　淀粉样物质（2）

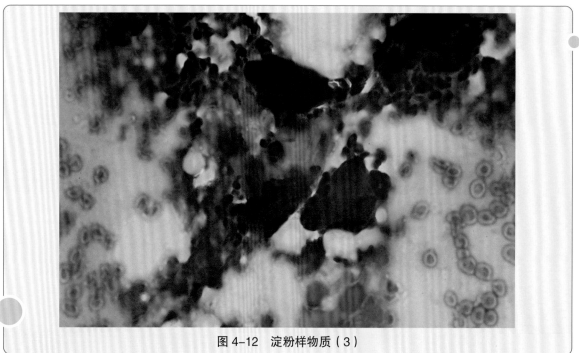

图 4-12　淀粉样物质（3）

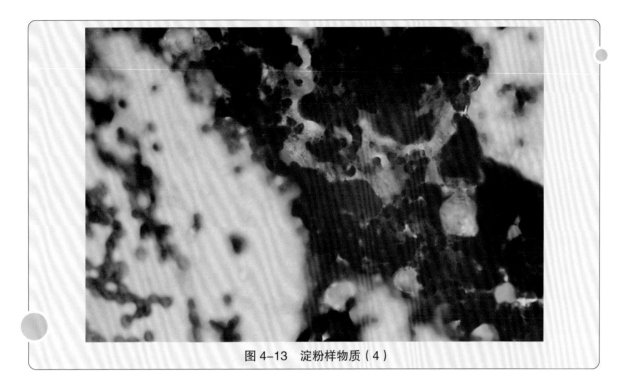

图 4-13　淀粉样物质（4）

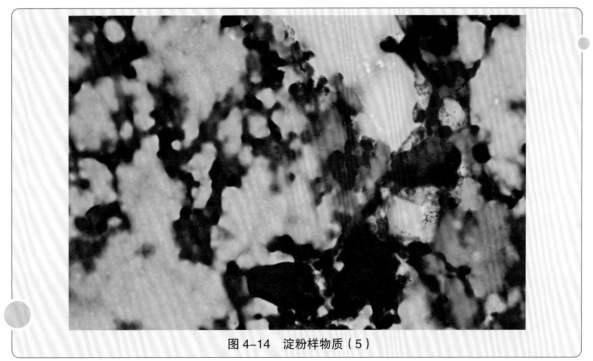

图 4-14　淀粉样物质（5）

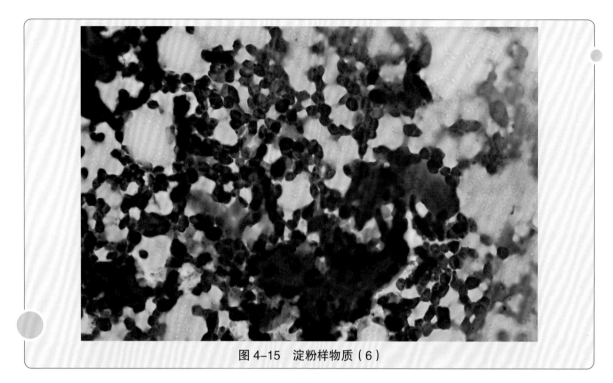

图 4-15　淀粉样物质（6）

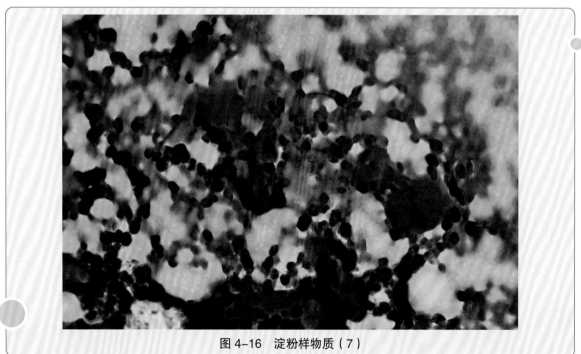

图 4-16　淀粉样物质（7）

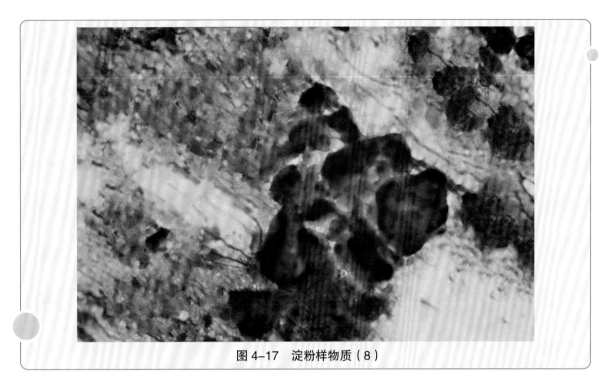

图 4-17　淀粉样物质（8）

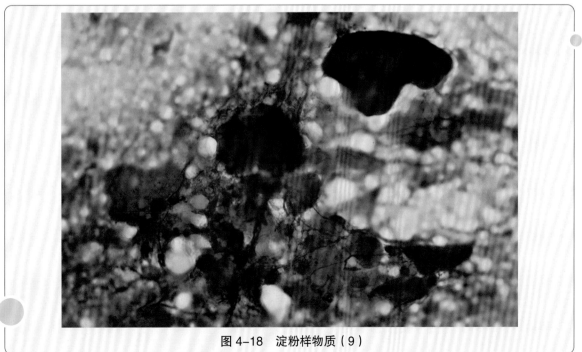

图 4-18　淀粉样物质（9）

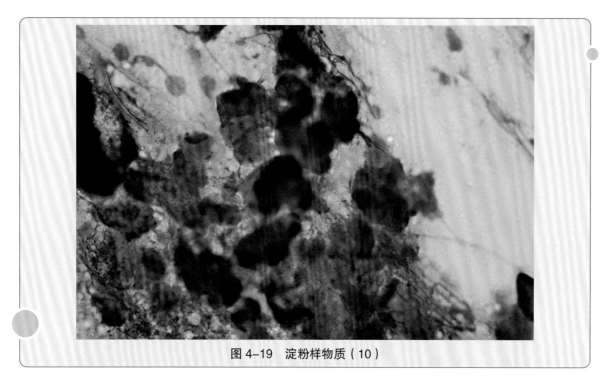

图 4-19 淀粉样物质（10）

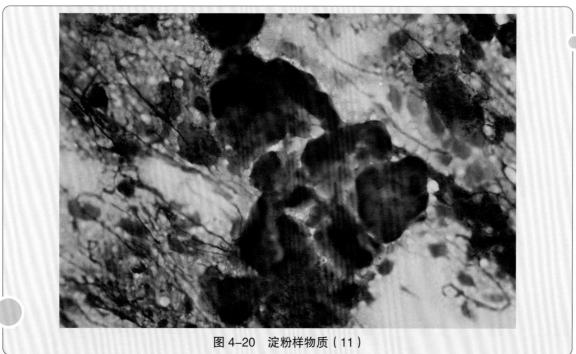

图 4-20 淀粉样物质（11）

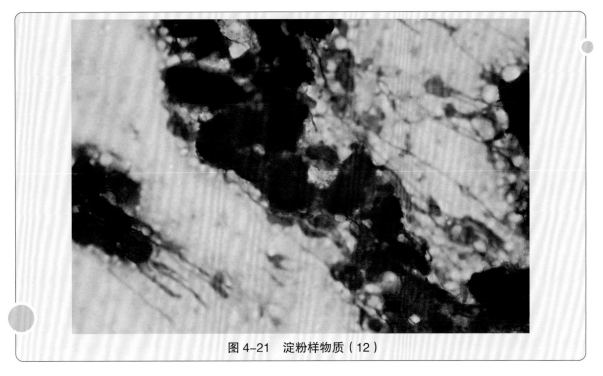

图 4-21　淀粉样物质（12）

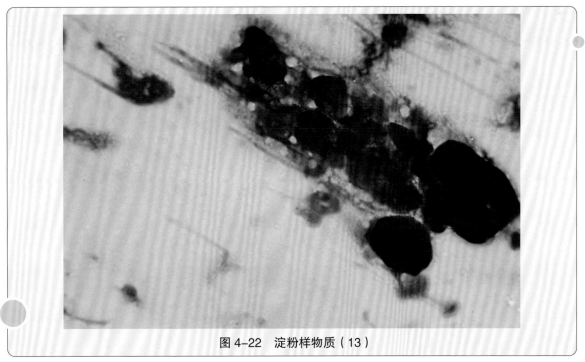

图 4-22　淀粉样物质（13）

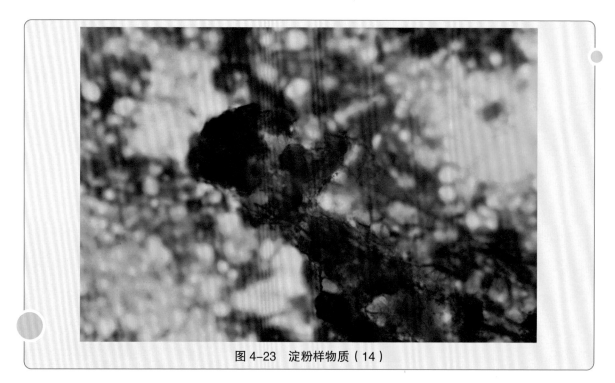

图 4-23 淀粉样物质（14）

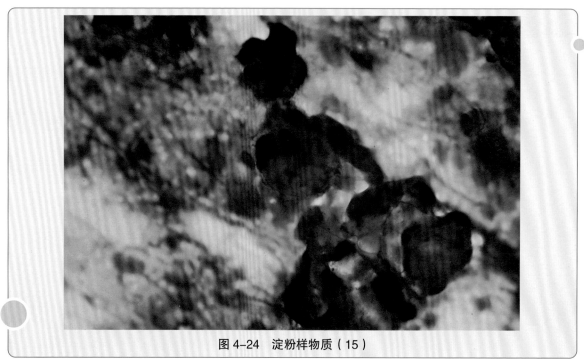

图 4-24 淀粉样物质（15）

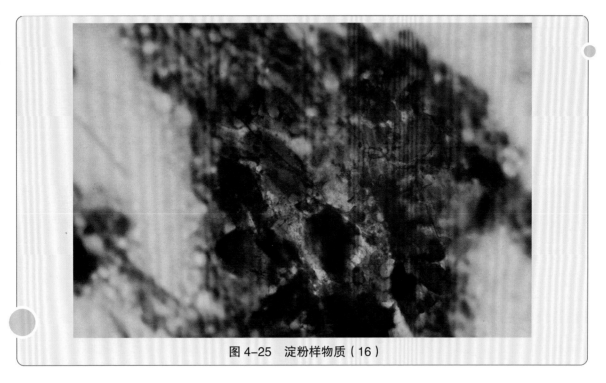

图 4-25　淀粉样物质（16）

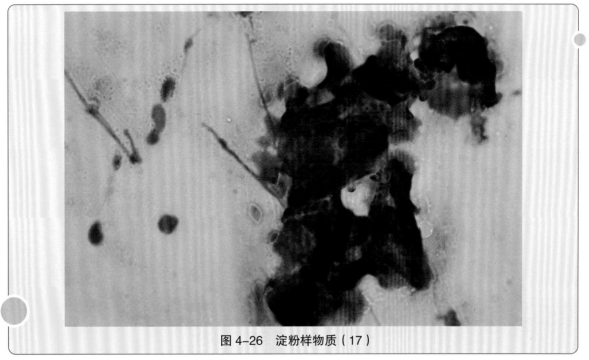

图 4-26　淀粉样物质（17）

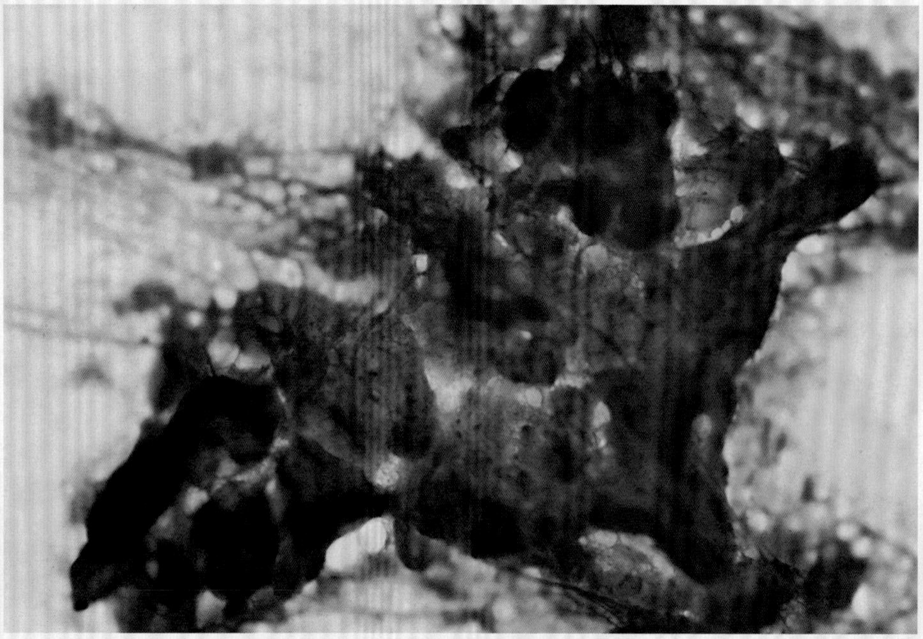

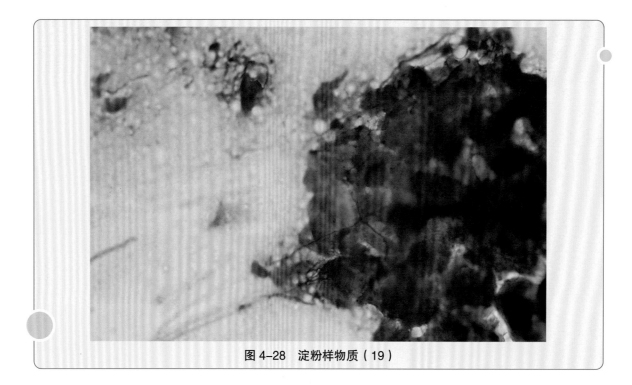

图 4-27　淀粉样物质（18）

图 4-28　淀粉样物质（19）

第三节　肉芽肿性多血管炎

肉芽肿性多血管炎（granulomatosis polyangiitis，GPA），过去也称韦格纳肉芽肿，是一种坏死性血管炎，主要影响小血管。GPA属自身免疫性疾病，患者血清中抗中性粒细胞胞浆抗体（anti-neutrophil cytoplasmic antibodies，ANCA）特别是抗蛋白酶3（抗PR3）常呈阳性。中性粒细胞作为靶细胞和效应细胞在GPA中起着关键作用。GPA的发病原因尚未确定，其中可能涉及环境因素，如吸入灰尘或接触二氧化硅，传染性病原体也可能在引发疾病中发挥作用。GPA临床表现多样，可累及多系统。典型的GPA三联征：上呼吸道、肺和肾脏病变。ROSE光镜下见肉芽肿，形状不规则的坏死，坏死内见较多中性粒细胞和碎裂的细胞核，炎症细胞成分混杂，可见中性粒细胞、淋巴细胞（图4-29 ~ 图4-39）。

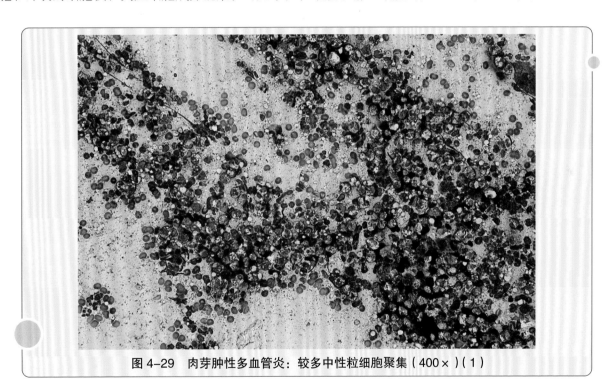

图 4-29　肉芽肿性多血管炎：较多中性粒细胞聚集（400×）（1）

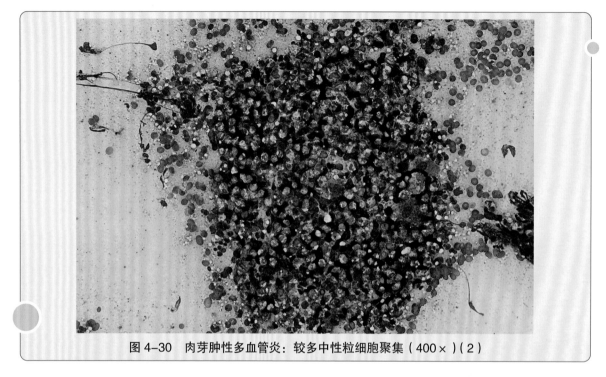

图 4-30　肉芽肿性多血管炎：较多中性粒细胞聚集（400×）（2）

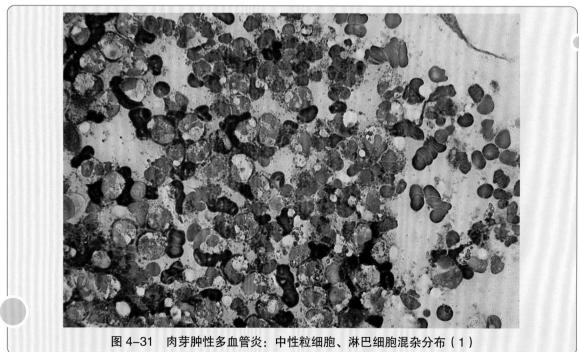

图 4-31　肉芽肿性多血管炎：中性粒细胞、淋巴细胞混杂分布（1）

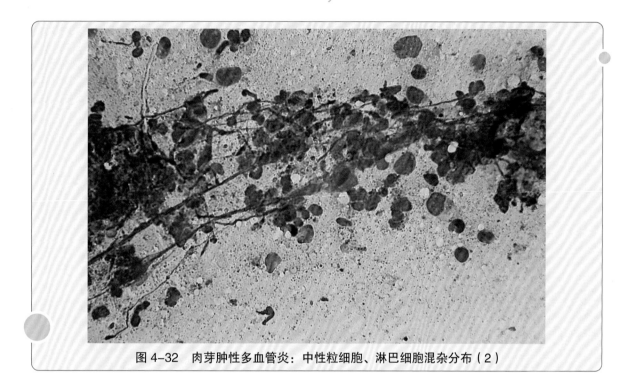

图 4-32　肉芽肿性多血管炎：中性粒细胞、淋巴细胞混杂分布（2）

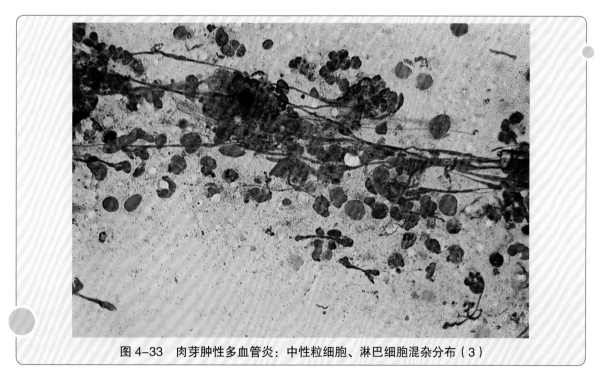

图 4-33　肉芽肿性多血管炎：中性粒细胞、淋巴细胞混杂分布（3）

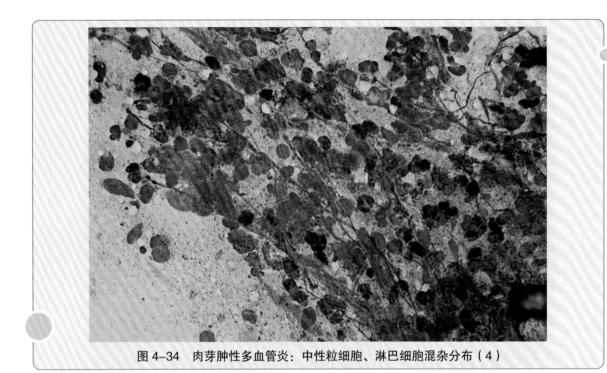

图 4-34　肉芽肿性多血管炎：中性粒细胞、淋巴细胞混杂分布（4）

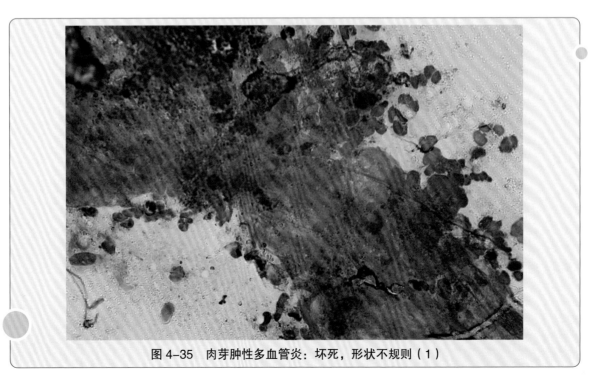

图 4-35　肉芽肿性多血管炎：坏死，形状不规则（1）

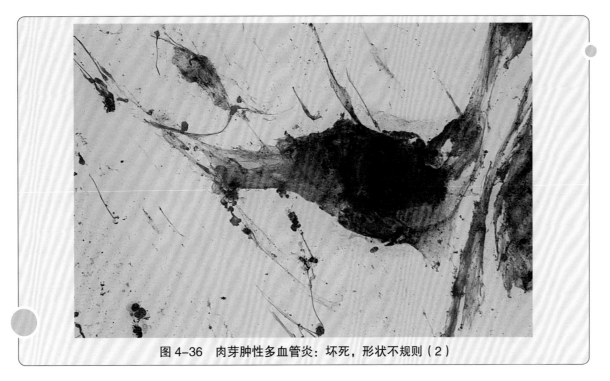

图 4-36　肉芽肿性多血管炎：坏死，形状不规则（2）

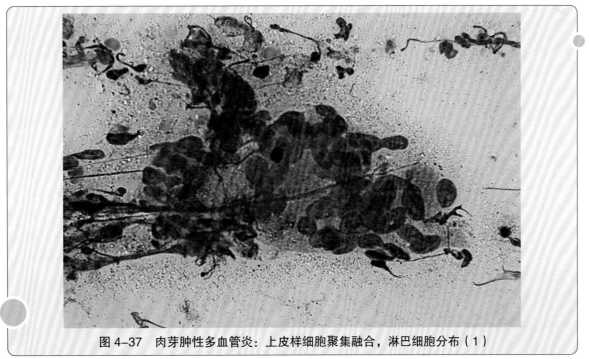

图 4-37　肉芽肿性多血管炎：上皮样细胞聚集融合，淋巴细胞分布（1）

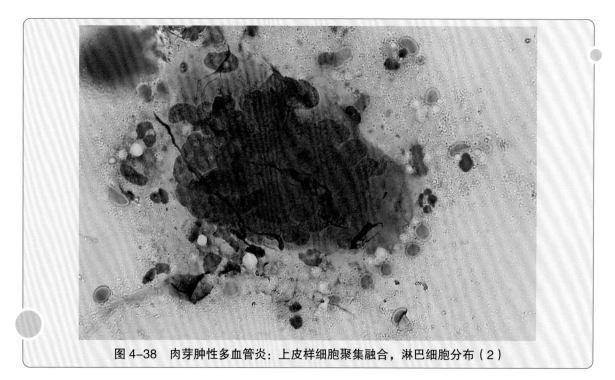

图 4-38　肉芽肿性多血管炎：上皮样细胞聚集融合，淋巴细胞分布（2）

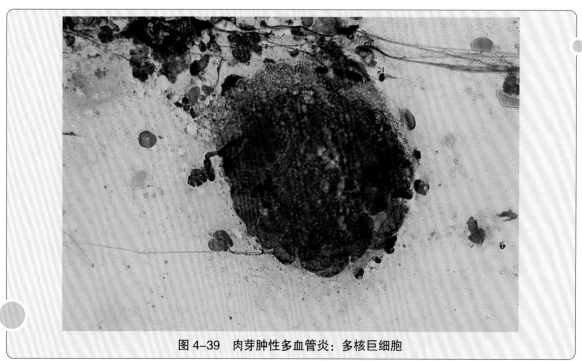

图 4-39　肉芽肿性多血管炎：多核巨细胞

第四节　过敏性肺炎

过敏性肺炎（hypersensitivity pneumonitis，HP）亦称外源过敏性肺泡炎，是由于易感个体反复吸入各种有机物或无机过敏原而引发的弥漫性肉芽肿性病变。根据临床病程及可能出现形式，HP可分为急性非纤维化HP、慢性非纤维化（炎症性）HP和慢性纤维化HP。一些患者会经历自限性的急性HP病程，而如果经过足够的时间和暴露因素，一些患者将从非纤维化性HP进展为纤维化性HP，还有一些患者可能没有明确的急性暴露发作即出现已确定的纤维化性HP。这表明HP的病理生理学特点及转归受到抗原暴露、异常免疫机制和遗传倾向等复杂途径相互作用影响。HP病理生理学的表现特征为小气道和肺实质的过度体液和细胞免疫反应。致敏个体接触抗原刺激后的免疫反应由体液免疫（即抗原特异性IgG抗体）及1型辅助T细胞（type 1 helper T，Th1）免疫反应参与。亚急性期病变的ROSE光镜下见淋巴细胞优势分布，松散的非坏死性肉芽肿，主要由上皮样组织细胞聚集、淋巴细胞组成（图4-40～图4-44）。

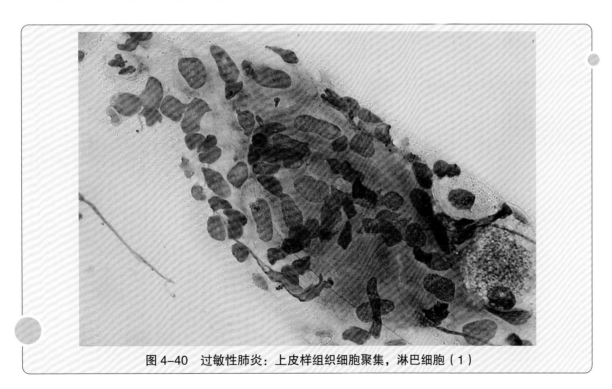

图 4-40　过敏性肺炎：上皮样组织细胞聚集，淋巴细胞（1）

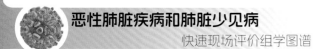

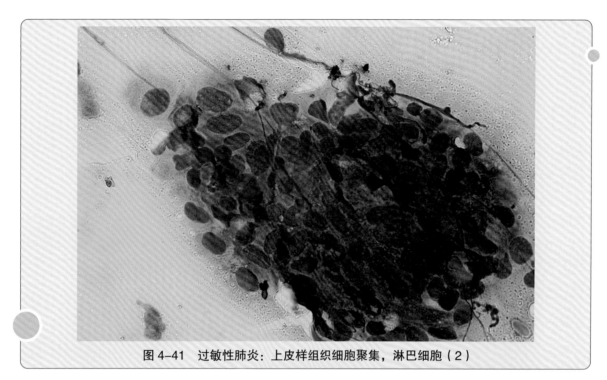

图 4-41 过敏性肺炎：上皮样组织细胞聚集，淋巴细胞（2）

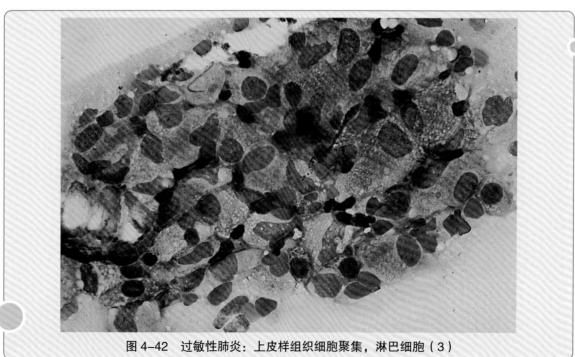

图 4-42 过敏性肺炎：上皮样组织细胞聚集，淋巴细胞（3）

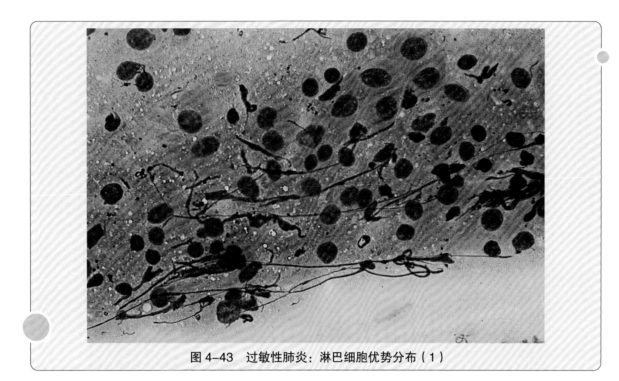

图 4-43　过敏性肺炎：淋巴细胞优势分布（1）

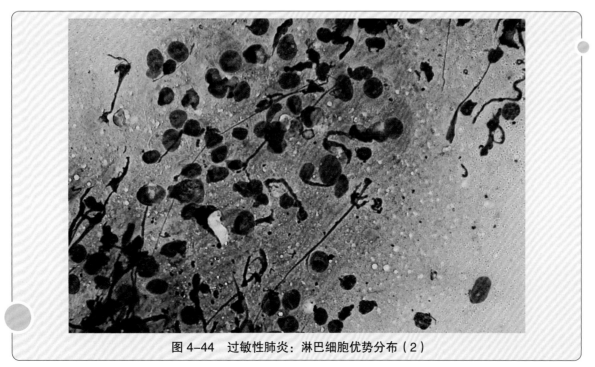

图 4-44　过敏性肺炎：淋巴细胞优势分布（2）

第四章　肺脏少见病的 ROSE 组学特征

第五节　变态反应性支气管肺曲菌病

变态反应性支气管肺曲菌病（allergic bronchopulmonary aspergilosis，ABPA）是一种非感染性、炎症性肺部疾病，是由于肺泡、肺间质和支气管对曲霉抗原(主要是烟曲霉)产生的变态反应性炎症，常在慢性呼吸道疾病（尤其哮喘、囊性纤维化）患者的基础上发生。ABPA主要发病机制为机体对寄生于支气管分支内的烟曲菌或其他真菌抗原呈现免疫应答，并引起肺浸润和近端支气管扩张。ROSE光镜下见嗜酸性粒细胞、嗜碱性粒细胞、夏科-莱登结晶和曲霉菌丝（图4-45～图4-57）。

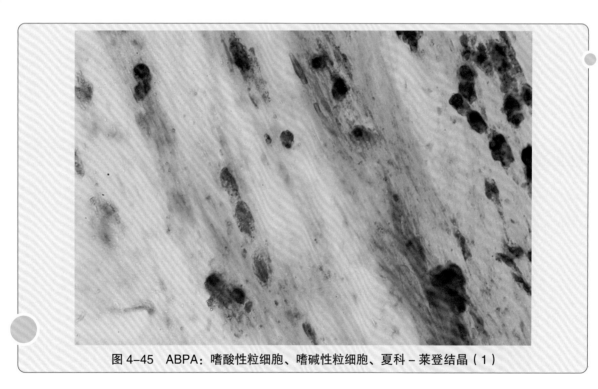

图 4-45　ABPA：嗜酸性粒细胞、嗜碱性粒细胞、夏科 – 莱登结晶（1）

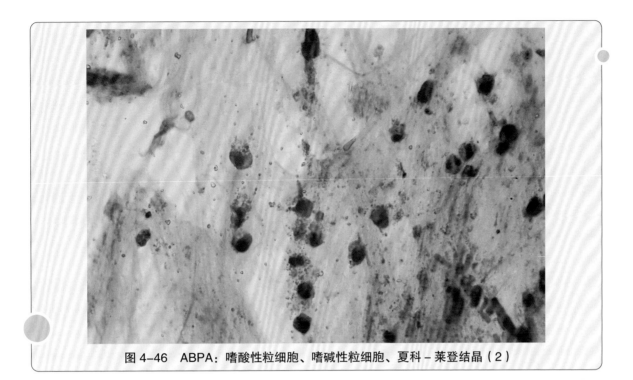

图 4-46　ABPA：嗜酸性粒细胞、嗜碱性粒细胞、夏科 - 莱登结晶（2）

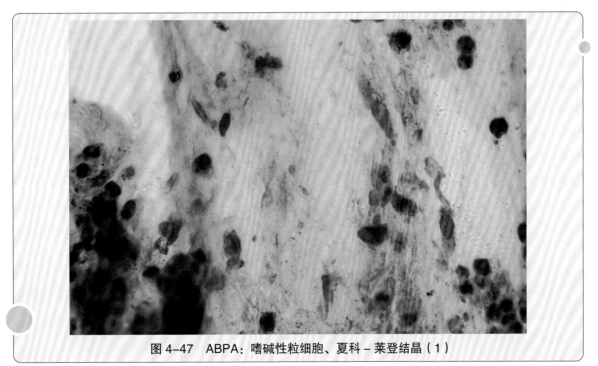

图 4-47　ABPA：嗜碱性粒细胞、夏科 - 莱登结晶（1）

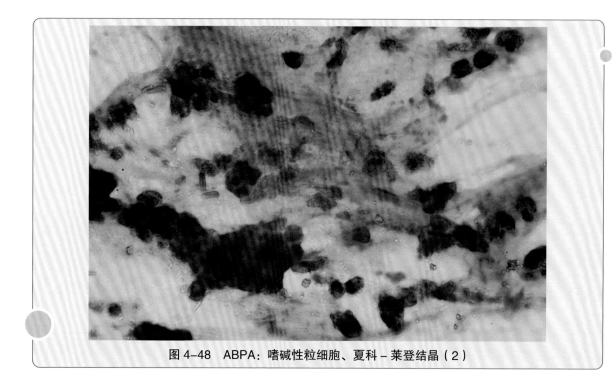

图 4-48 ABPA：嗜碱性粒细胞、夏科 - 莱登结晶（2）

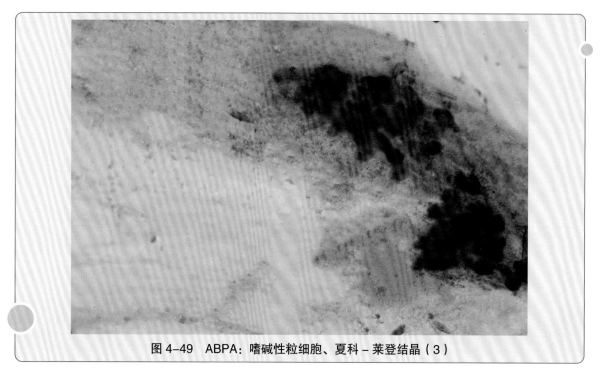

图 4-49 ABPA：嗜碱性粒细胞、夏科 - 莱登结晶（3）

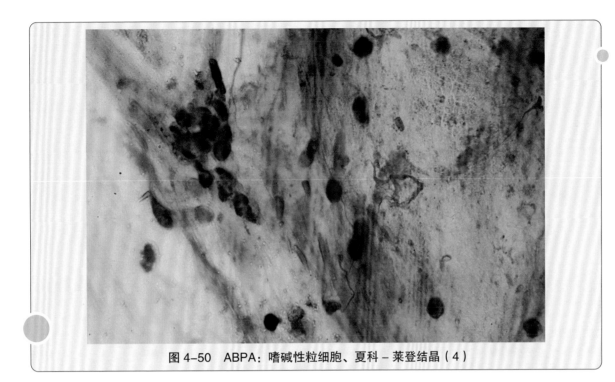

图 4-50　ABPA：嗜碱性粒细胞、夏科 – 莱登结晶（4）

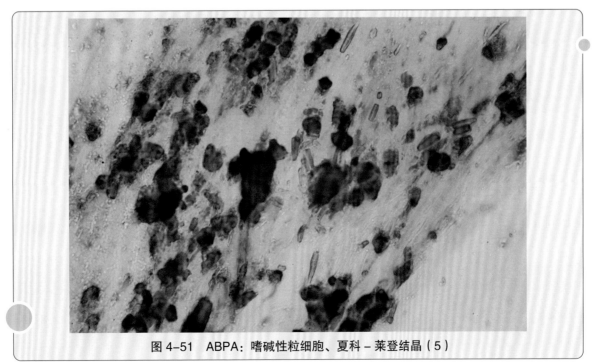

图 4-51　ABPA：嗜碱性粒细胞、夏科 – 莱登结晶（5）

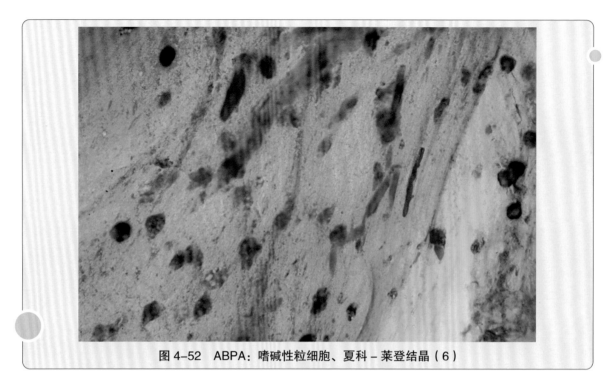

图 4-52 ABPA：嗜碱性粒细胞、夏科 – 莱登结晶（6）

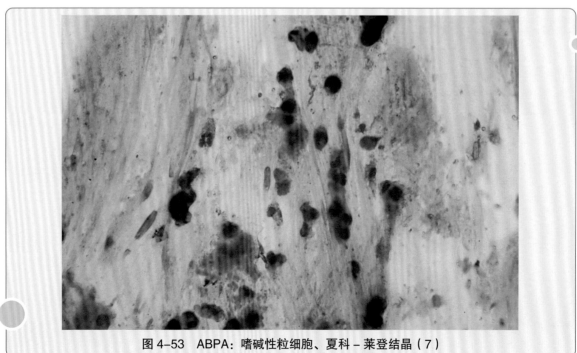

图 4-53 ABPA：嗜碱性粒细胞、夏科 – 莱登结晶（7）

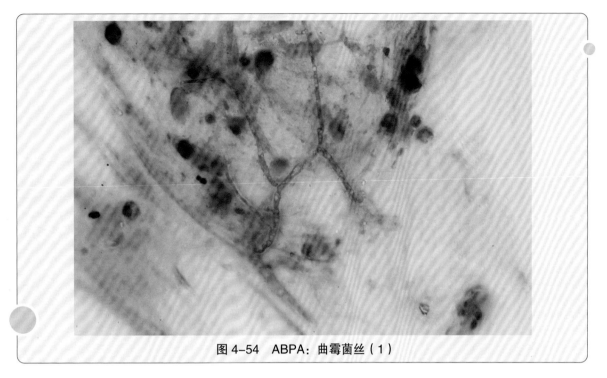

图 4-54 ABPA：曲霉菌丝（1）

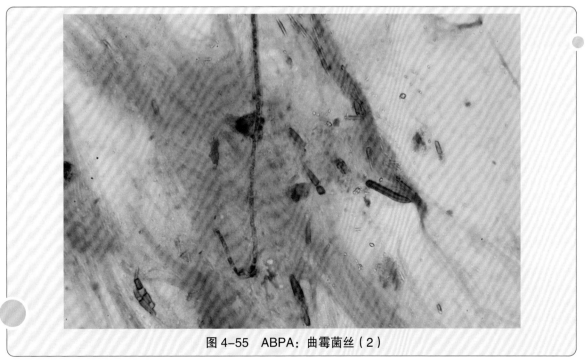

图 4-55 ABPA：曲霉菌丝（2）

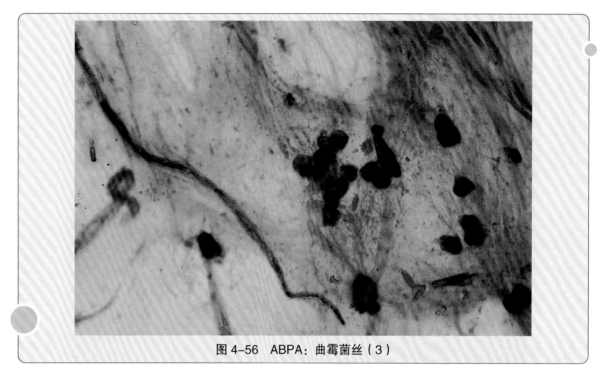

图 4-56　ABPA：曲霉菌丝（3）

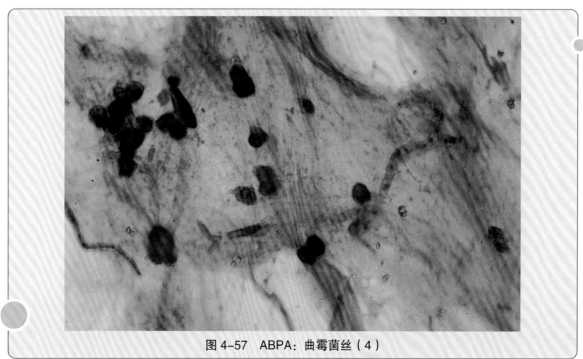

图 4-57　ABPA：曲霉菌丝（4）

第六节　急性纤维素性机化性肺炎

急性纤维素性机化性肺炎（acute fibrinous and organizing pneumonia，AFOP）是一种罕见的急性或亚急性弥漫性肺损伤。在2013年美国胸科学会/欧洲呼吸学会（ATS/ERS）更新的对特发性间质性肺炎（idiopathic interstitial pneumonia，IIPs）重新分类中，将AFOP描述为其中一种罕见的组织学类型。其组织学特征是肺泡内纤维蛋白沉积，无透明膜。AFOP可以是特发性，也可以与感染、结缔组织病、职业暴露、药物、化学因素、肿瘤等继发因素相关。ROSE光镜下见纤维素样物质及机化性病变；机化性病变表现为：泡沫样巨噬细胞聚集，成纤维细胞聚集及Ⅱ型肺泡上皮细胞增生，淋巴细胞浸润（图4-58~图4-66）。

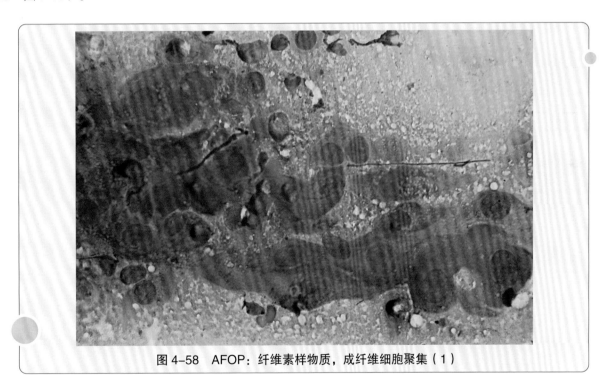

图 4-58　AFOP：纤维素样物质，成纤维细胞聚集（1）

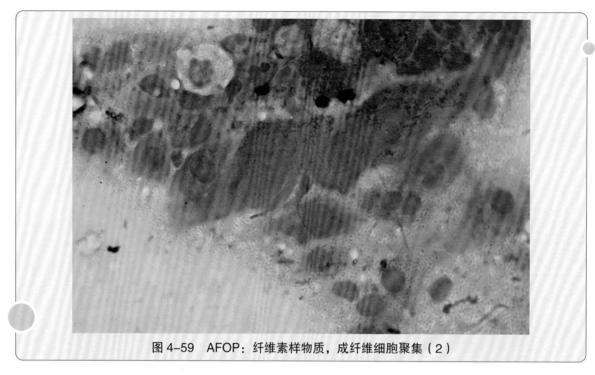

图 4-59 AFOP：纤维素样物质，成纤维细胞聚集（2）

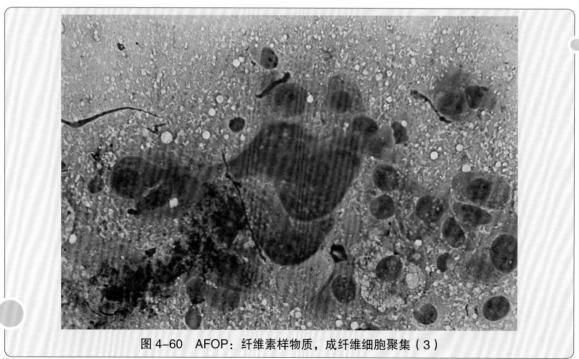

图 4-60 AFOP：纤维素样物质，成纤维细胞聚集（3）

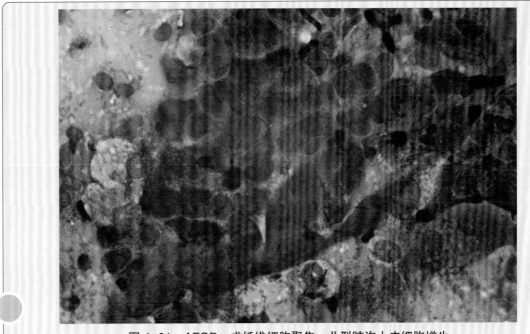

图 4-61 AFOP：成纤维细胞聚集，Ⅱ型肺泡上皮细胞增生

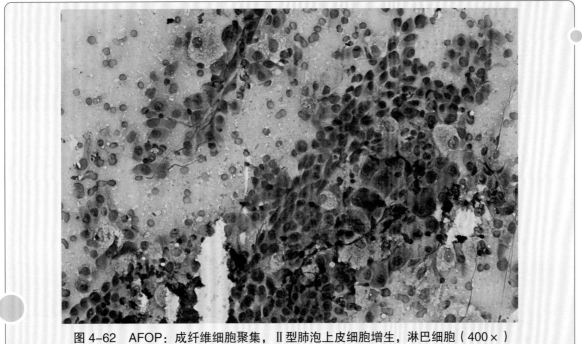

图 4-62 AFOP：成纤维细胞聚集，Ⅱ型肺泡上皮细胞增生，淋巴细胞（400×）

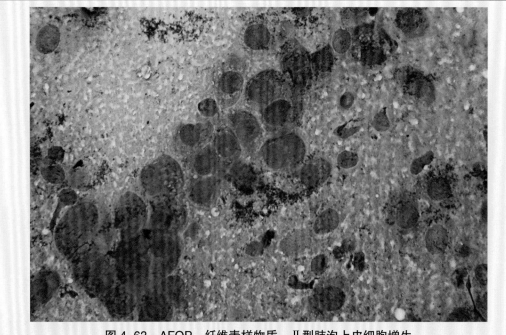

图 4-63　AFOP：纤维素样物质，Ⅱ型肺泡上皮细胞增生

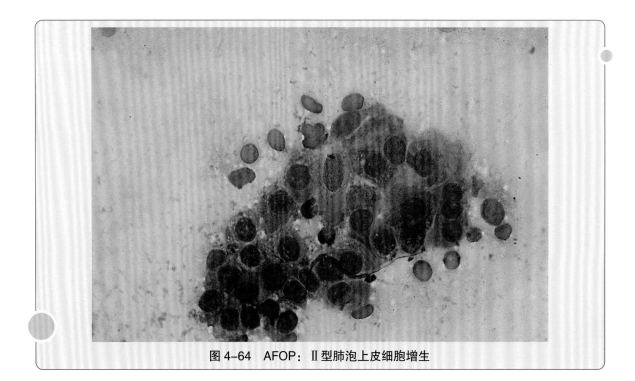

图 4-64　AFOP：Ⅱ型肺泡上皮细胞增生

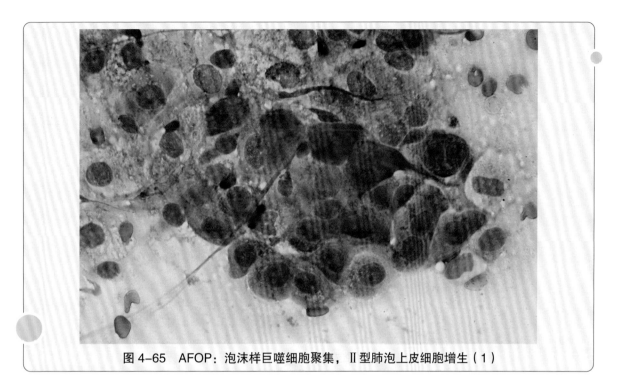

图 4-65 AFOP：泡沫样巨噬细胞聚集，Ⅱ型肺泡上皮细胞增生（1）

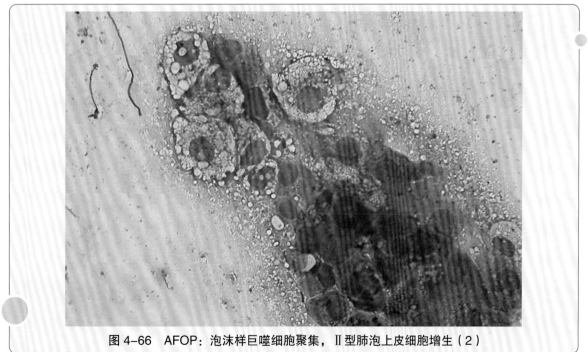

图 4-66 AFOP：泡沫样巨噬细胞聚集，Ⅱ型肺泡上皮细胞增生（2）

参考文献

1. TRAPNELL B C, WHITSETT J A, NAKATA K. Pulmonary alveolar proteinosis. N Engl J Med,2003,349(26):2527-2539.

2. MILANI P, BASSET M, RUSSO F,et al. The lung in amyloidosis. Eur Respir Rev,2017,26(145):170046.

3. TRAVIS W D, COSTABEL U, HANSELL D M, et al. An official American Thoracic Society/European Respiratory Society statement: Update of the international multidisciplinary classification of the idiopathic interstitial pneumonias. Am J Respir Crit Care Med,2013,188(6):733-748.